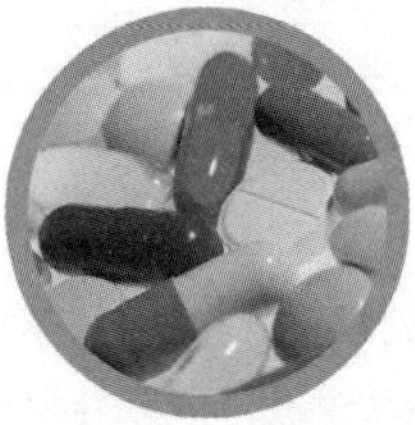
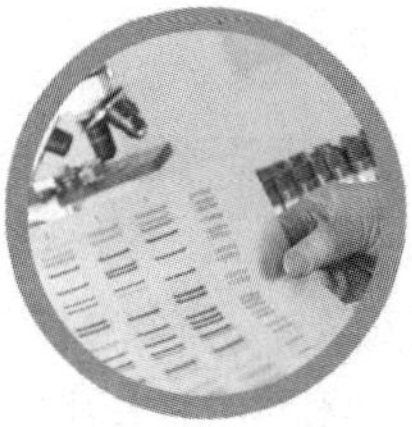
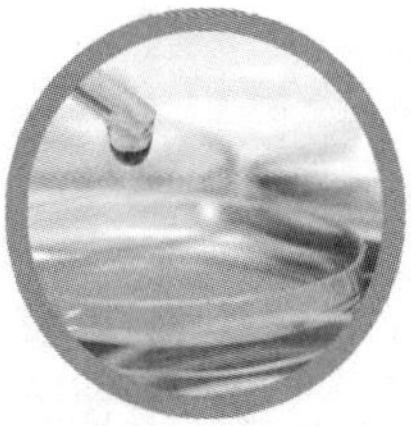

PHARMACEUTICS
EXPERIMENT

主编　何　宁



# 药剂学实验

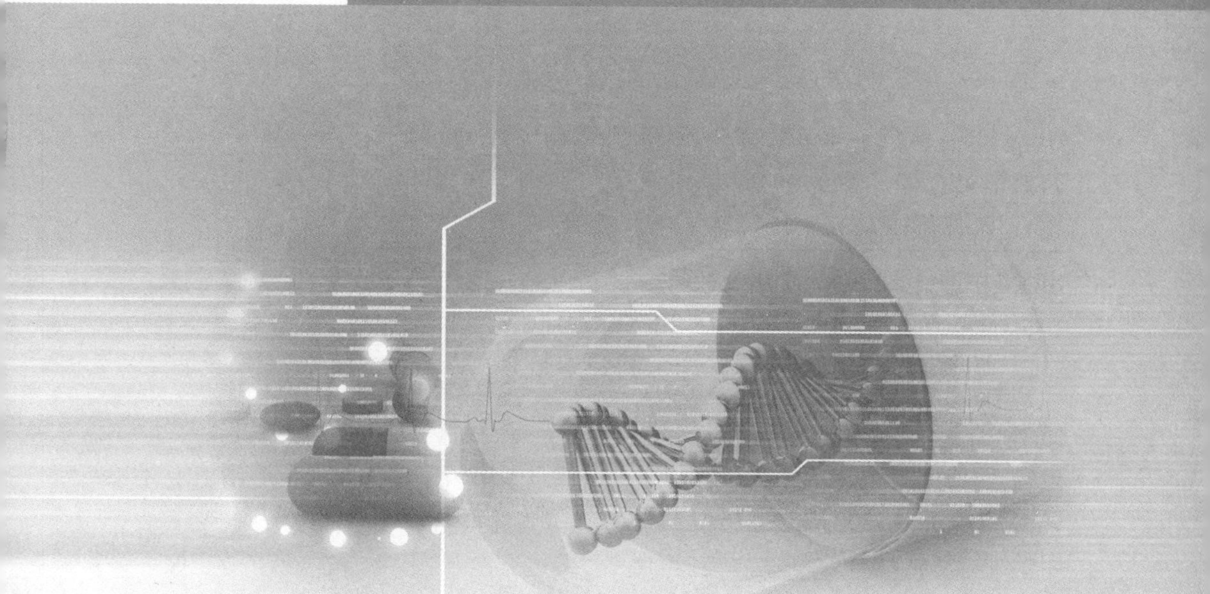

中国科学技术大学出版社

## 内 容 简 介

本书为2022年度安徽省一流教材项目建设成果，是在系统整合安徽省高校自编实验讲义资源的基础上，有机融合各高校实验教学改革成果与科研创新成果编纂而成的。全书精心编选29个实验项目，构建了层次分明的验证性实验夯实基础、综合性实验强化能力、设计性实验激发创新的三维教学内容体系，特别注重彰显常规制剂的特色优势，同时融入现代药物制剂技术与新型递药系统等前沿内容。

本书主要面向药学、中药学及相关专业的本科与专科教学需求设计，兼具教学实用性和行业参考价值，既可作为高等院校实验教学指导用书，也可为药物制剂生产企业和研发机构技术人员提供实践参考。

**图书在版编目（CIP）数据**

药剂学实验 / 何宁主编. -- 合肥 ：中国科学技术大学出版社，2025.
7. -- ISBN 978-7-312-06299-5

Ⅰ. R94-23

中国国家版本馆CIP数据核字第2025FQ2696号

**药剂学实验**

YAOJIXUE SHIYAN

**出版** 中国科学技术大学出版社
安徽省合肥市金寨路96号，230026
http://press.ustc.edu.cn
https://zgkxjsdxcbs.tmall.com

**印刷** 合肥市宏基印刷有限公司

**发行** 中国科学技术大学出版社

**开本** 710 mm×1000 mm 1/16

**印张** 9.25

**字数** 176千

**版次** 2025年7月第1版

**印次** 2025年7月第1次印刷

**定价** 30.00元

# 编 委 会


**主　编**　何　宁

**副主编**　刘　东　华　芳

**编　委**（按姓名笔画排序）

| | |
|---|---|
| 王　汀 | 安徽医科大学 |
| 王　宁 | 合肥工业大学 |
| 王章婕 | 新华学院 |
| 白露雨 | 合肥职业技术学院 |
| 华　芳 | 新华学院 |
| 刘　东 | 皖西学院 |
| 刘晓闯 | 安徽中医药大学第一附属医院 |
| 李　芳 | 皖西学院 |
| 李见春 | 蚌埠医科大学 |
| 李丽华 | 皖南医学院 |
| 李梦洁 | 安徽中医药大学 |
| 杨春燕 | 新华学院 |
| 吴　飞 | 亳州职业技术学院 |
| 何　宁 | 安徽中医药大学 |
| 张新勇 | 安徽科技学院 |
| 陈艳君 | 皖西学院 |
| 郑峙澐 | 安徽中医药大学 |
| 柯仲成 | 黄山学院 |

# 前　言

本书为2022年度安徽省一流教材项目建设成果，由安徽省内11所医药院校和医院通力合作编写而成。作为药学类专业的核心课程，药剂学具有学科交叉性强与实践应用性突出的双重特征。为适应新时代高等药学教育发展需求，安徽中医药大学联合合肥工业大学、安徽医科大学、皖南医学院、蚌埠医科大学、皖西学院、安徽科技学院、新华学院、黄山学院、合肥职业技术学院以及亳州职业技术学院等开设药学相关专业的高校，共同打造了这本体现区域特色的实验教学用书。

在内容构建方面，编写组秉持"夯实基础、彰显特色、融汇创新"的编写理念，系统整合各参编院校实验教学资源，有机融入实验教改成果与科研转化项目。29个实验项目经科学编排形成三大模块：制剂理论基础、常规剂型制备、制剂新技术与新剂型，着力构建"经典与现代并重、理论与实践交融"的实验教学体系，特别注重突出安徽道地药材制剂特色，同步引入微囊化技术、固体分散体等前沿制剂技术。

编写团队实施协同创新机制，具体分工如下：实验一、实验二、实验十二、实验十四和实验十九由安徽中医药大学何宁、郑峙澐、李梦洁共同编写；实验三和实验九由蚌埠医科大学李见春编写；实验四、实验十七、实验二十五、实验二十六和实验二十八由皖西学院刘东、陈艳君和李芳共同编写；实验五和实验二十二由安徽医科大学王汀编写；实验六和实验十三由合肥工业大学王宁编写；实验七、实验八和实验十由新华学院华芳、王章婕、杨春燕共同编写；实验十一和实验二十四由合肥职业技术学院白露雨编写；实验十五和实验二十由亳州职业技术学院吴飞编写；实验十六和实验二十九由安徽科技学院张新勇编写；实验十八和实验二十一由皖南医学院李丽华编写;实验二十三由安徽中医药大学第一附属医院刘晓闯编写;实验二十七由黄山学院柯仲成编写。安徽中医药大学桂双英教授对全书内容进行了专业审校,中国科学技术大学出版社为本书出版提供了专业技术支持。

本书主要面向药学、中药学及相关本科和专科专业实验教学,同时可为制药企业技术人员提供实践参考。

值此付梓之际,谨向各参编院校、审稿专家及出版团队致以诚挚的谢意。限于编写周期与学科发展速度,书中疏漏之处恳请广大师生和业界同仁不吝指正,我们将持续完善教材内容,共同推进药学实验教学体系创新发展。

**何　宁**

2025年1月

# 目　录

# 实验一　药物溶解度与油水分配系数的测定

## 一、实验目的

(1) 掌握药物溶解度与油水分配系数的基本概念。
(2) 掌握药物溶解度与油水分配系数测定的方法。
(3) 熟悉影响药物溶解度与油水分配系数的主要因素。

## 二、实验原理

溶解度是指一定温度(如为气体,则为在一定温度和压力)条件下,在一定量溶剂中达到饱和时溶解的最大药物的量,是反映药物溶解性能的重要指标。药物溶解度除了与药物分子结构、晶型、粒子大小有关外,溶剂种类、温度、pH、同离子效应、水合作用、溶剂化作用以及附加剂等也会对其产生重要影响。溶解度常用在一定温度下100 g溶剂(100 g溶液或100 mL溶剂)中溶解溶质的最大克数来表示,也可以用物质的摩尔浓度(单位为mol/L)表示。药物溶解度可分为特性溶解度和表观溶解度。如药物不含有任何杂质,在溶剂中也不发生解离、缔合或其他相互作用,此时药物的溶解度称为特性溶解度。实际工作中,要完全排除药物解离和溶剂影响不太可能,尤其是弱电解质药物,因此一般情况下测定的药物溶解度多为表观溶解度,又称平衡溶解度。药物的溶解度数据可通过查阅药典、溶解度手册等资料来获取;对于一些查不到溶解度数据的药物,就需要通过实验测定,《中华人民共和国药典》(2020年版)(以下简称《中国药典》)四部规定了溶解度的测定方法:除另有规定外,称取研成细粉的供试品或量取液体供试品,置于(25±2) ℃一定容量的溶剂中,每隔5 min强力振摇30 s,观察30 min内的溶解情况,如无目视可见的溶质颗粒或液滴时,即视为完全溶解。根据药物在溶剂中的溶解性能,可分为极易溶解、易溶、溶解、略溶、微溶、极微溶解、几乎不溶或不溶。

油水分配系数($P$)是指在一定温度下,药物在水相与油相中分配达到平衡时,油相中药物浓度与水相中药物浓度的比值。油水分配系数反映了药物分子的亲水性或亲油性,是分子亲脂特性的度量,与药物在体内的溶解、吸收、分布、转运密切相关,在药剂学研究中主要用于评价药物对在体组织的渗透或吸收难易程度,因此在处方前研究中,它是一个十分重要的物理参数。在体外测定药物油水分配系数时,多采用正辛醇-水体系,主要因为正辛醇的溶解度参数($21.07(\mathrm{J/cm^3})^{1/2}$)和生物膜整体的溶解度参数($(21.07 \pm 0.82)(\mathrm{J/cm^3})^{1/2}$)接近。油水分配系数($P$)计算公式可表示为

$$P = \frac{C_\mathrm{o}}{C_\mathrm{w}} = \frac{C_\mathrm{w}^i - C_\mathrm{w}}{C_\mathrm{w}}$$

式中,$C_\mathrm{o}$为溶解平衡时药物在油相中的浓度,$C_\mathrm{w}$为溶解平衡时药物在水相中的浓度,$C_\mathrm{w}^i$为最初水相(待分配水溶液)的药物浓度。

油水分配系数多用药物在正辛醇(油)和水相中浓度比值的对数值$\lg P$来表示,$\lg P$值越大,说明该药物越亲油;反之,$\lg P$值越小,则越亲水,即水溶性越好。

## 三、仪器与材料

1. 仪器

锥形瓶,碘瓶,微孔滤膜,烧杯,移液管,容量瓶,磁力搅拌器,紫外-可见分光光度计等。

2. 材料

双氯芬酸钾,正辛醇,纯化水等。

## 四、实验内容

### (一) 双氯芬酸钾平衡溶解度的测定

1. 标准曲线的绘制

精密称取双氯芬酸钾对照品 10 mg,置于 50 mL 容量瓶中,加水溶解稀释至

刻度，作为双氯芬酸钾对照品贮备液。分别移取贮备液0.5 mL、1.0 mL、2.0 mL、3.0 mL、4.0 mL、5.0 mL、6.0 mL置于50 mL容量瓶中，加水稀释定容至刻度，得双氯芬酸钾的系列标准溶液。采用紫外-可见分光光度计测定系列标准溶液在276 nm处的吸光度($A$)，以双氯芬酸钾浓度($C$)为横坐标，吸光度($A$)为纵坐标进行线性回归分析，获得线性方程。

### 2. 溶解平衡时间的测定

称取双氯芬酸钾约200 mg，置于碘瓶中，加水50 mL，于磁力搅拌器上搅拌。分别于15 min、30 min、60 min、90 min、120 min、150 min、180 min用注射器吸取双氯芬酸钾溶液约5 mL，经0.45 μm微孔滤膜滤过。取续滤液0.5 mL于50 mL容量瓶中，加水稀释至刻度，摇匀，于276 nm波长处测定其吸光度($A$)。双氯芬酸钾的溶解平衡时间为相邻两个时间点溶液的吸光度差值小于±0.004时所对应的时间。

### 3. 平衡溶解度的测定

取上述平衡时间点的双氯芬酸钾溶液样品3份，分别用注射器吸取溶液约5 mL，经0.45 μm微孔滤膜过滤，取续滤液0.5 mL于50 mL容量瓶中，加水稀释至刻度，混匀。采用紫外-可见光分光光度计测定溶液在276 nm波长处的吸光度($A$)，根据标准曲线计算浓度，即为双氯芬酸钾的平衡溶解度。

## （二）双氯芬酸钾油水分配系数的测定

将等体积的正辛醇与纯化水在分液漏斗中混合，静置24 h后，获得正辛醇饱和水溶液和水饱和的正辛醇溶液。

精密取双氯芬酸钾约200 mg，放入碘瓶中，加入正辛醇饱和水溶液100 mL，摇匀，静置1 h。用注射器吸取该溶液约20 mL，经0.45 μm微孔滤膜滤过，续滤液置于烧杯中，此溶液为母液。吸取母液0.5 mL于50 mL容量瓶中，加正辛醇饱和水溶液定容至刻度，采用紫外-可见光分光光度计测定276 nm波长处的吸光度($A$)，根据标准曲线计算浓度，测量三次，取平均值即为双氯芬酸钾在最初水相中浓度$C_w^i$。

取上述母液10 mL置于碘瓶中，加入水饱和的正辛醇溶液10 mL，磁力搅拌1 h，转移至分液漏斗中，静置分层。用移液管精密吸取分液漏斗下部溶液0.5 mL，置于50 mL容量瓶中，加水稀释定容至刻度，于276 nm波长处测定吸光度($A$)，根据标准曲线计算浓度，测量三次，取平均值即为双氯芬酸钾在溶解平衡时水相中的浓度($C_w$)。

将$C_w^i$和$C_w$的测定结果代入公式，计算双氯芬酸钾的油水分配系数($\lg P$)。

# 五、实验结果与数据处理

## (一) 双氯芬酸钾在水中平衡溶解度测定结果

### 1. 双氯芬酸钾标准曲线的绘制

将吸光度测定结果填入表1-1中。

表1-1 不同浓度双氯芬酸钾溶液的吸光度

| 浓度(μg/mL) | 2 | 4 | 8 | 12 | 16 | 20 | 24 |
|---|---|---|---|---|---|---|---|
| 吸光度 | | | | | | | |

经线性回归后，双氯芬酸钾溶液的线性回归方程为________。

### 2. 双氯芬酸钾溶解平衡时间的测定

将不同溶解时间测得的双氯芬酸钾溶液的吸光度记录于表1-2。

表1-2 不同溶解时间双氯芬酸钾溶液的吸光度

| 时间(h) | 0.25 | 0.5 | 1 | 1.5 | 2 | 2.5 | 3 |
|---|---|---|---|---|---|---|---|
| 吸光度 | | | | | | | |

根据表中吸光度值，确定双氯芬酸钾溶解平衡时间为______。

### 3. 双氯芬酸钾平衡溶解度的测定

将双氯芬酸钾的平衡溶解度测定结果记录于表1-3中。

表1-3 双氯芬酸钾溶液的吸光度和平衡溶解度

| 编　号 | 1 | 2 | 3 | 平均值 |
|---|---|---|---|---|
| 吸光度 | | | | |
| 浓度(μg/mL) | | | | |

## （二）双氯芬酸钾油水分配系数的测定结果

（1）将双氯芬酸钾在最初水相中的吸光度记录于表1-4，计算其浓度（$C_w^i$）的平均值。

**表1-4　双氯芬酸钾在最初水相中吸光度和的浓度**

| 编　号 | 1 | 2 | 3 | 平均值 |
|---|---|---|---|---|
| 吸光度 | | | | |
| 浓度（$C_w^i$） | | | | |

（2）将双氯芬酸钾溶解平衡后水相的吸光度记录于表1-5，计算其浓度（$C_w$）的平均值。

**表1-5　双氯芬酸钾溶解平衡后水相的吸光度和浓度**

| 编　号 | 1 | 2 | 3 | 平均值 |
|---|---|---|---|---|
| 吸光度 | | | | |
| 浓度（$C_w$） | | | | |

（3）根据上述$C_w^i$和$C_w$的平均值，计算双氯芬酸钾的油水分配系数（$\lg P$）。

# 六、思考题

（1）影响药物溶解度的因素有哪些？
（2）弱酸或弱碱性药物的油水分配系数测定时会受到哪些因素的影响？
（3）油水分配系数与药物吸收效率之间的关系如何？

# 实验二　药物的增溶与助溶

## 一、实验目的

(1) 掌握药物增溶与助溶的原理。

(2) 熟悉影响增溶与助溶效果的主要因素。

## 二、实验原理

增溶是指某些表面活性剂增大难溶性药物溶解度的作用,具有增溶作用的表面活性剂称为增溶剂,被增溶的物质称为增溶质。增溶的机制为表面活性剂在水中形成胶束,由于胶束内部与周围溶剂的介电常数不同,难溶性药物根据自身化学性质,以不同方式与胶束相互作用,分散在胶束中,从而增大其溶解度。胶束是由表面活性剂的亲油基团向内(形成一极小油滴,非极性中心区)、亲水基团向外(非离子型的亲水基团从油滴表面以波状向四周伸入水相中)而成的球状体。整个胶束内部是非极性的,外部是极性的。由于胶束是微小的胶体粒子,其分散体系属于胶体溶液,从而可使难溶性药物被包藏或吸附,增大溶解量。对于半极性药物,既有极性又有非极性部分,其分子中非极性部分插入胶束的油滴(非极性中心区)中,极性部分则伸入到表面活性剂的亲水基之间而被增溶。增溶剂的种类、用量、药物的性质、加入顺序、温度、pH等因素均会影响增溶的效果。

助溶是指难溶性药物与加入的第三种物质在溶剂中形成可溶性络合物、复盐或缔合物等,以增加药物在溶剂中溶解度的过程,加入的第三种物质称为助溶剂。助溶剂一般为小分子化合物,能溶于水。常用的助溶剂分为三类:第一类为有机酸及其钠盐,如苯甲酸钠、水杨酸、对氨基苯甲酸钠等;第二类为酰胺类,如烟酰胺、乌拉坦、尿素等;第三类为无机盐类,如碘化钾等。

## 三、仪器与材料

1. 仪器

电子天平，刻度吸管，烧杯，容量瓶，紫外-可见分光光度计等。

2. 材料

布洛芬，聚山梨酯-20（Tween-20），聚山梨酯-40（Tween-40），聚山梨酯-80（Tween-80），茶碱，烟酰胺，乙二胺，微孔滤膜等。

## 四、实验内容

### （一）聚山梨酯对布洛芬的增溶作用

1. 聚山梨酯对布洛芬增溶作用的影响

称取聚山梨酯-20、聚山梨酯-40、聚山梨酯-80各6 g置于烧杯中，加入100 mL纯化水搅拌均匀，各取50 mL置于干燥烧杯中，分别加入布洛芬50 mg，室温搅拌5 min促进药物溶解，静置20 min后，经0.45 μm微孔滤膜过滤后，取续滤液0.5 mL置于100 mL容量瓶，加纯化水稀释并定容至刻度。取上述剩余不含布洛芬的聚山梨酯-20、聚山梨酯-40、聚山梨酯-80溶液各10 mL，经0.45 μm微孔滤膜过滤后，取续滤液0.5 mL置于100 mL容量瓶，加纯化水稀释并定容至刻度，得空白对照液。采用紫外-可见分光光度计测定波长222 nm处的吸光度，根据吸收系数（$E_{1\,cm}^{1\%}$）449分别计算药物浓度。

2. 温度对聚山梨酯-80增溶作用的影响

称取聚山梨酯-80 9 g置于烧杯中，加纯化水150 mL搅拌均匀，量取2份等体积的聚山梨酯-80溶液各50 mL，分别置于干燥烧杯中，各加入布洛芬50 mg，分别于25 ℃和50 ℃恒温条件下搅拌5 min，静置20 min后，经0.45 μm微孔滤膜过滤，取续滤液0.5 mL置于100 mL容量瓶，加纯化水稀释并定容至刻度，采用紫外-可见分光光度计测定波长222 nm处的吸光度，根据吸收系数（$E_{1\,cm}^{1\%}$）449分别计算布洛芬的浓度。

### （二）乙二胺对茶碱的助溶作用

（1）精密称取茶碱约0.2 g，放入烧杯中，加水20 mL，搅拌5 min，观察茶碱溶解情况。

（2）精密称取茶碱约0.2 g，烟酰胺约0.2 g，放入烧杯中，加水20 mL，搅拌5 min，观察茶碱溶解情况。

（3）精密称取茶碱约0.2 g，放入烧杯中，加水19 mL，滴加乙二胺1 mL，搅拌5 min，观察茶碱溶解情况。

## 五、实验结果与数据处理

### （一）聚山梨酯对布洛芬的增溶作用

1. 不同规格聚山梨酯对布洛芬增溶作用的影响

将不同规格聚山梨酯对布洛芬增溶前后溶解度与溶液外观记录于表2-1。

**表2-1 不同规格聚山梨酯对布洛芬增溶作用影响**

| 表面活性剂种类 | 布洛芬溶解度(mg/mL) | 溶液外观 |
|---|---|---|
| 无 | | |
| 聚山梨酯-20 | | |
| 聚山梨酯-40 | | |
| 聚山梨酯-80 | | |

2. 温度对聚山梨酯-80增溶作用的影响

将不同温度下聚山梨酯-80对布洛芬增溶后的溶解度结果记录于表2-2。

**表2-2 温度对聚山梨酯-80增溶作用影响结果**

| 温度(℃) | 布洛芬溶解度(mg/mL) |
|---|---|
| 25 | |
| 50 | |

### （二）乙二胺对茶碱的助溶作用

将不同助溶剂对茶碱的助溶结果记录于表2-3。

**表2-3　不同助溶剂对茶碱的助溶结果**

| 助溶剂 | 溶液外观 |
| --- | --- |
| 无 | |
| 烟酰胺 | |
| 乙二胺 | |

## 六、思考题

（1）药物、增溶剂、溶剂三者混合的顺序对增溶效果为什么会产生影响？

（2）增加药物溶解度的因素有哪些？

# 实验三　粉体的粒度和粒度分布的测定

## 一、实验目的

(1) 掌握粒度和粒度分布测定的常见方法。

(2) 熟悉筛分法测定粉体粒度分布的原理。

(3) 熟悉显微镜法测定粒度和粒度分布的方法。

## 二、实验原理

粉体是无数个固体粒子集合体的总称。组成粉体的基础是粒子,粒子是粉体运动的最小单元。粒子可以是晶体或无定形的单个粒子,也可以是多个粒子的聚合体,如制粒后形成的颗粒。粒度和粒度分布是粉体最基本的性质。粒度表示粒子的大小,由于粉体是由粒度不等的粒子所组成的集合体,故粉体大小常用平均粒度来表示。粒度分布是指粉体中不同粒度区间的颗粒含量,反映粒子大小的分布情况,频率分布与累积分布是常用的粒度分布的表示方式。频率分布表示各个粒度的粒子群在全体粒子群中所占的百分数(微分型);累积分布表示小于或大于某粒度的粒子群在全体粒子群中所占的百分数(积分型),常用表格或图形来直观表示。在累积分布中50%量所对应的粒度为中位径($D_{50}$)或称平均粒度,在频率分布图中峰值所对应的粒度为众数粒度。粒度和粒度分布能显著影响粉体及药品的性质,如粉体的流动性,以及加工性能,如制药中的混合、制粒、压片等操作环节。

常用的粒度测定方法包括筛分法、显微镜法、沉降法、光散射法、库尔特计数法等。《中国药典》(2020年版)规定可用显微镜法或筛分法测定药物制剂的粒子大小或限度,用光散射法测定原料药或药物制剂的粒度分布。本实验采用筛分法和显微镜法测定粉体粒度与粒度分布。筛分法是粒度分布测量中使用最早、应用广、最简单和快速的方法。常用的测定范围在45 μm以上。筛分法一般分为手动筛分法、机械筛分法和空气喷射筛分法；按物料性质也可分为干法与湿法两种。一般用干法筛分，若试样含水较多、颗粒凝聚性较强则应当用湿法筛分。特别是颗粒较细的物料，若允许与水混合，最好使用湿法。因为湿法可避免微细粉粒附着在筛孔上而堵塞筛孔。另外，湿法不受物料温度和大气湿度的影响，可以改善操作条件。显微镜法是将粒子放在显微镜下，根据投影像测得等价粒度的方法，能对单个颗粒同时进行观测和测量。除颗粒大小外，它还可以对颗粒的形状、颗粒结构状况以及表面形貌等进行观测。光学显微镜可测定1～1000 μm的粒度，扫描电子显微镜可以测定0.05～1000 μm的微纳米级粒度，透射电子显微镜可测得1～50 nm的粒子。测定时必须避免粒子间的重叠，以免产生测定误差。该方法的缺点是只能通过粒子的长度和宽度估测粒度，不能获得粒子厚度的数据。另需测定300～500个粒子以获得较为准确的粒度分布，耗时长。

## 三、仪器与材料

1. 仪器

光学显微镜，标准药筛，天平，搪瓷盘等。

2. 材料

药物粉体(原料药结晶、制粒产品等均可)，建议粒度范围在100～500 μm。

## 四、实验内容

### (一) 显微镜法

**【测定方法】**

将药物粉体均匀放在显微镜的载玻片上，观察定向接线径，并记录300个以上粒子的粒度，按粒度大小分组，绘制以个数为基准的频率分布图和累积分布图，从累积分布图上求出中位径。

### （二）筛分法

**【测定方法】**

根据供试品的容积密度，准确称取供试品25～100 g。取各药筛与接收容器，称定重量。将标准筛按大小顺序从上到下排列，并装上筛底，将称好的待测样品倒入最上层筛子，加上筛盖，安装在振筛机上。设定振动方式和振动频率，振动5 min。根据筛分前后的重量差异计算各药筛上和接收容器内粒子重量及粉末所占百分比。重复上述操作直至连续两次筛分后，各药筛上遗留颗粒及粉末重量的差异不超过前次遗留颗粒及粉末重量的5%或两次重量的差值不大于0.1 g；若某一药筛上遗留颗粒及粉末的重量小于供试品取样量的5%，则该药筛连续两次的重量差异应不超过20%。绘制以重量为基准的频率分布图和累积分布图，并求出中位径。

**【附注】**

如没有振筛机，可用手保持水平状态过筛，左右往返，均匀摇振筛子，边筛动边拍打3 min（每分钟拍打120次，每拍打25次将筛子转1/8圈），至筛分终点（终点时拍打1 min后筛下物小于筛上物料的1%）。取不能通过大孔径筛和能通过小孔径筛的颗粒及粉末，称定重量，计算其所占百分比。

## 五、实验结果及数据处理

### （一）显微镜法

将测得的粉体定向接线径进行分级，统计各级粒度范围的粒子数，记录在表3-1中。绘出频率分布图、累积分布图，连接中心绘制出各分布曲线。粒度分布可用半对数坐标（粒度用对数值）。

**表3-1 不同粒度范围的粒子统计**

| 粒度范围（μm） | 数量 | 频率 | 累积 |
| --- | --- | --- | --- |
| | | | |

## （二）筛分法

将各级筛子上粒子称重，按从小到大级别填入表3-2中。绘出频率分布、累积分布的方块图，连接中心绘制出各分布曲线。粒度分布可用半对数坐标（粒度用对数值）。

**表3-2　不同粒度范围的粒子统计**

| 粒度范围(μm) | 重量(g) | 频率 | 累积 |
|---|---|---|---|
| | | | |

# 六、思考题

（1）粒度测定的方法有哪些？各自的特点及适用范围是什么？

（2）筛分法测定粒子粒度分布的影响因素有哪些？

# 实验四　粉体流动性的测定

## 一、实验目的

(1) 掌握常用粉体流动性参数的测定方法。
(2) 熟悉影响粉体流动性的因素及改善方法。
(3) 了解粉体助流剂的助流原理。

## 二、实验原理

粉体的流动性是粉体的重要性质之一，与粒子的粒度、形状、表面状态、孔隙率、含湿量及粒子间的作用力(如范德华力、静电力等)等因素有关。粉体的流动性对颗粒剂、散剂的分装，胶囊剂与片剂的重量差异等影响较大，是固体制剂制备过程中必须考虑的重要性质之一。常用来评价粉体流动性的指标有休止角、流出速度及压缩度等。

休止角是粒子在粉体堆积层的自由斜面上滑动时，当所受重力和粒子间摩擦力达到平衡时处于静止状态，此时粉体堆积层的斜面和水平面的夹角即为休止角，一般用$\theta$表示。休止角常用的测定方法有注入法、排出法、倾斜角法等，休止角是检验粉体流动性好坏的最简单的方法，休止角越小，摩擦力越小，流动性越好，一般认为$\theta \leqslant 30°$时流动性好；$\theta \leqslant 40°$时可以满足生产过程中流动性的需求。

流出速度常用单位时间内从容器的小孔中流出粉体的量来表示，可反映粉体的粒度和均匀性。流出速度快，则流动性好；反之，流出速度慢，则流动性差。如果粉体的流动性很差，不能流出时，可加入100 μm的玻璃球助流，测定自由流动所需玻璃球的质量分数$w$，以表示流动性，加入量越多流动性越差。

压缩度又称卡尔指数(卡式指数，$C$)，是振动流动时测得的流动性。测定方法为将一定量的粉体轻轻装入量筒后测量其最初体积，采用轻敲法使粉体处于最紧状态，测量最终的体积，压缩度$C$根据以下公式计算：

$$C=\frac{\rho_0-\rho_f}{\rho_f}\times 100\%$$

式中，$\rho_0$为最松密度，$\rho_f$为最紧密度。

压缩度的大小反应粉体的团聚性、松软状态，当$C$值在20%以下时流动性较好，压缩度增大时流动性下降，当$C$值达到38%以上时，粉体很难从容器中自动流出。

## 三、仪器与材料

1. 仪器

休止角测定仪，流出速度测定仪，粉体振实仪，电子分析天平，玻璃球等。

2. 试剂

微晶纤维素微球，微晶纤维素粉末，乳糖，淀粉，滑石粉，硬脂酸镁，微粉硅胶。

## 四、实验内容

### （一）休止角的测定

**【测定方法】**

将待测物料均匀地通过玻璃漏斗注入休止角测定仪的圆盘中心部，使粉体形成圆锥，当物料从粉体斜边沿圆盘边缘中自由落下时停止加料，测定圆盘的半径和粉体的高度，计算休止角，$\tan\theta$=高/半径。如图4-1所示。

**【考察内容】**

(1) 分别取微晶纤维素微球、微晶纤维素粉末、乳糖、淀粉各50 g，测定休止角，比较不同物料、同种物料的不同形状与大小对休止角的影响。

(2) 称取50 g微晶纤维素粉末3份，分别向其中加入1%的滑石粉、硬脂酸镁和微粉硅胶，混合均匀后测定休止角，比较加入润滑剂的助流效果。

(3) 称取微晶纤维素粉末约50 g 5份，分别向其中加入0.5%、1.0%、3.0%、5.0%、7.0%的滑石粉，混合均匀后测定其休止角，比较助流剂的用量对流动性的影响，以休止角为纵坐标，加入量为横坐标，绘制曲线，确定最适宜的加入量。

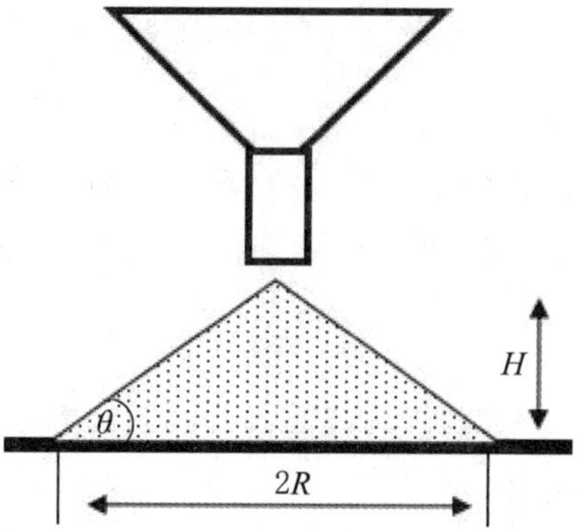


图 4-1 休止角测定装置示意图

**【附注】**

为使物料注入到圆盘中心部，使漏斗的出料管对着圆盘中心，物料从漏斗上部缓缓加入。如果流动性差不易从漏斗流下时，在漏斗上部放一筛子(16～18 目)，边过筛边加入，必要时适当轻敲筛子和漏斗。

## (二) 流出速度的测定

**【测定方法】**

将待测物料轻轻装入流出速度测定仪中，打开下部流出口挡板，测定全部物料流出所需的时间。

**【考察内容】**

(1) 分别取微晶纤维素微球、微晶纤维素粉末、乳糖、淀粉各 50 g，测定流出速度，比较不同物料、同种物料的不同形状与大小对流出速度的影响。

(2) 称取 50 g 微晶纤维素粉末 3 份，分别向其中加入 1% 滑石粉、硬脂酸镁和微粉硅胶，混合均匀后测定流出速度，比较加入润滑剂的助流效果。

(3) 称取 50 g 微晶纤维素粉末 5 份，分别向其中加入 0.5%、1.0%、3.0%、5.0%、7.0% 的滑石粉，混合均匀后测定其流出速度，比较助流剂的量对流出速度的影响。以流出速度为纵坐标，助流剂加入量为横坐标，绘制曲线，确定最适宜的加入量。如流动性不好，可加入一定量的 100 μm 玻璃球助流，直至粉体刚好自由流动时，记录所需加入的玻璃球最少量。

### （三）压缩度的测定

**【测定方法】**

精密称定欲测物料(50 g左右),轻轻加入量筒中,测量体积,计算并记录最松密度$\rho_0$;安装于粉体振实仪中,进行多次振动,直至粉体体积不变为止,测量最终体积,计算并记录最紧密度$\rho_f$,计算压缩度。

**【考察内容】**

(1) 分别取微晶纤维素微球、微晶纤维素粉末、乳糖、淀粉各50g,测定压缩度,比较不同物料、同种物料的不同形状与大小对压缩度的影响。

(2) 称取50 g微晶纤维素粉末3份,分别向其中加入1%滑石粉、硬脂酸镁和微粉硅胶,混合均匀后测定压缩度,比较加入润滑剂的助流效果。

(3) 称取50 g微晶纤维素粉末5份,分别向其中加入0.5%、1.0%、3.0%、5.0%、7.0%的滑石粉,混合均匀后测定其压缩度,比较助流剂的量对压缩度的影响。以压缩度为纵坐标,助流剂加入量为横坐标,绘制曲线,确定最适宜加入量。

## 五、实验结果及数据处理

将休止角、流出速度及压缩度的测定结果分别填入表4-1、表4-2和表4-3中。

**表4-1 不用物料的流动性测定结果**

| 因素 | 休止角(°) | 流出速度(g/s) | 压缩度 |
|---|---|---|---|
| 微晶纤维素微球 | | | |
| 微晶纤维素 | | | |
| 乳糖 | | | |
| 淀粉 | | | |

**表4-2 润滑剂种类对粉体流动性的影响**

| 因素 | 休止角(°) | 流出速度(g/s) | 压缩度 |
|---|---|---|---|
| 滑石粉 | | | |
| 硬脂酸镁 | | | |
| 微粉硅胶 | | | |

表4-3 滑石粉用量对粉体流动性的影响

| 加入量 | 0.5 | 1.0 | 3.0 | 5.0 | 7.0 |
|---|---|---|---|---|---|
| 休止角(°) | | | | | |
| 流出速度(g/s) | | | | | |
| 压缩度 | | | | | |

## 六、思考题

(1) 影响粉体流动性的因素有哪些？常采用哪些措施改善粉体的流动性？

(2) 粉体的流动性在制剂过程中有什么重要作用？

# 实验五　流体的流变学性质测定

## 一、实验目的

(1) 了解流体的种类及特点。

(2) 掌握流体流变曲线的测定原理及方法。

## 二、实验原理

研究材料变形和流动的科学称为流变学。在适当外力作用下,物质所具有的流动和变形的性能称为流变性。流变学在混悬剂、乳剂、胶体溶液、软膏剂、乳膏剂、凝胶剂以及栓剂等剂型的处方设计、质量评价以及制备工艺的确定中具有重要意义。

流变学所涉及的材料既包括固体形态,也包括流体形态。流体是能流动的物质,包含液体和气体,具有易流动性和可压缩性。流体受到任何微小剪切力的作用都会连续变形,在外力作用下,流体质点间相对运动而产生的阻力称为黏性,常用黏度表示。剪切速率和剪切应力是表征流体流变性质的基本参数。假设流体分成不同的平行层面,在层面切线方向单位面积上施加的作用力,即为剪切应力。在剪切应力的作用下,流体各个平行层面发生梯度速度流动,垂直方向上单位长度内各流体层面流动速度上的差异,称为剪切速率。

以剪切速率随剪切应力的变化规律绘制的曲线,称为流变曲线。不同流变性的流体具有不同的流变曲线,根据流变曲线的特征,流体可分为牛顿流体和非牛顿流体两大类。牛顿流体的剪切速率与剪切应力之间呈线性关系,且直线通过原点,直线斜率反映黏度,因此牛顿流体的黏度是一个常数,不随剪切速率的变化而变化。溶剂和低分子溶液属于牛顿流体,如水、甘油、糖浆、液体石蜡等。非牛顿流体不符合剪切应力和剪切速率成正比的关系,其流变曲线多为曲线,且有的不通过原点,非牛顿流体的黏度不是一个常数,随剪切速率的变化而变化。按流变曲线的类型不同,非牛顿流体又可分为塑性流体、假塑性流体、胀性流体和触变流体。高分子溶液、混悬剂、乳剂以及软膏、乳膏等均属于非牛顿流体。

流体的流变学性质主要通过流变仪进行测定,包含毛细管流变仪、旋转流变仪和转矩流变仪等,其中旋转流变仪使用面最广,它通过控制夹具(锥板、平行板和同轴转桶等)的相对运动产生简单剪切流动,可以快速检测流体的流动曲线、屈服应力等指标。

## 三、仪器与材料

1. 仪器

流变仪。

2. 材料

甘油,羧甲基纤维素钠,纯化水等。

## 四、实验内容

### (一) 甘油流变曲线的绘制

**【实验步骤】**

(1) 打开流变仪的电源开关,待仪器启动完成后进入测试界面。

(2) 设置测试参数,包括剪切速率、温度等,根据样品的性质和要求进行调整。

(3) 将甘油加入测试夹具上,并进行固定。注意避免样品溢出或者泄漏。

(4) 启动测试程序,观察流变仪对样品的测试过程,根据需要实时调整。

(5) 测试完成后,关闭电源,清理测试容器和配件。

(6) 绘制流变曲线,计算黏度等流变学参数。

## （二）羧甲基纤维素钠水溶液流变曲线的绘制

**【实验步骤】**

配制浓度为1.0 %、2.0%、3.0%的羧甲基纤维素钠水溶液，分别按照甘油流变曲线的测定方法进行测定，并绘制流变学曲线。

# 五、实验结果及数据处理

(1) 根据系统记录的实验数据，绘制甘油的流变曲线，并判断其属于何种类型流体。若为牛顿流体，计算出该牛顿流体的黏度；若为非牛顿流体，指出符合哪种类型。

(2) 根据系统记录的实验数据，绘制不同浓度羧甲基纤维素钠水溶液的流变曲线，并判断其属于何种类型流体。若为牛顿流体，计算出该牛顿流体的黏度；若为非牛顿流体，指出其符合哪种类型。

# 六、思考题

(1) 简述流体流变性质在药剂学中的重要性。

(2) 简述牛顿型流体和非牛顿流体的流变曲线特点。

# 实验六　物料吸湿率及吸湿速率的测定

## 一、实验目的

(1) 掌握测量物料吸湿率和吸湿速率的方法。

(2) 熟悉影响物料吸湿性的主要因素。

## 二、实验原理

吸湿性是物料从周围空气中吸收水分的能力，是物料常用的物理性质指标之一，也是影响制剂过程及制剂产品质量的重要因素。物料的吸湿性除了与其化学组成、分子结构、存在形式(结晶、无定形)等有关外，还与空气状态有关。中药制剂往往以提取物作为制剂原料，其成分复杂，常含多种强吸湿性成分，与空气接触时极易吸潮，导致黏性增加、制剂成型困难；制备成固体制剂后也普遍存在吸湿现象，易造成颗粒、胶囊剂内容物结块，片剂色泽加深等问题，进而影响药物质量和临床疗效，因此，应特别关注中药制剂的吸湿性问题和防潮技术。

物料的吸湿性通常用吸湿率和吸湿速率来表示。测量吸湿率时，一般将物料置于一定温度和相对湿度的环境中，放置一定时间后，物料增重即为其从周围环境中吸收的水分量，吸收的水分量和干燥物料质量比率，即为物料的吸湿率。吸湿速率是在一定温度及湿度条件下，单位质量物料在单位时间内从周围空气中吸收的水分量。吸湿速率往往受含水量影响，即不同含水量吸湿速率不同，因而需要先测定吸湿率对时间的曲线函数，再求一阶导数，代入时间数值，即可获得该时刻的吸湿速率。物料的吸湿特性还可用吸湿平衡曲线来表示，即先求出物料在不同湿度下的(平衡)吸湿量，再以吸湿量对相对湿度作图，即可绘出吸湿平衡曲线。水溶性物料在相对湿度较低的环境下，几乎不吸湿，而当相对湿度增大到一定值时，吸湿量急剧增加，一般把吸湿量开始急剧增加时的相对湿度称为临界相对湿度

(CRH),CRH是水溶性物料的特征参数,是物料吸湿性大小的衡量指标。物料的CRH越小则越易吸湿;反之,则不易吸湿。

## 三、仪器与材料

1. 仪器

18目标准筛,电热干燥烘箱,装有变色硅胶的干燥器,有机玻璃的密封箱,加湿器,电子天平,称量瓶,计时器,温湿度计,除湿机。

2. 材料

枸杞多糖,乳糖,淀粉。

## 四、实验内容

(1) 取实验材料(枸杞多糖、乳糖或淀粉),通过18目标准筛除去物料中大粒径颗粒,使物料粒径在1 mm以内。

(2) 将实验物料置于已知重量的带盖洁净称量瓶中,在105 ℃下干燥4 h至恒重,精密称重后($m_0$),放置于含有蓝色硅胶的干燥器内,自然冷却备用。

(3) 将温湿度计、加湿器(或除湿机)、电子天平放入有机玻璃箱内密封后,调节湿度到所需范围内,记录有机玻璃箱内的温度和相对湿度值。然后将装有干燥粉体物料的称量瓶放在天平上,密封玻璃箱,记录起始时间和起始时刻物料质量。当实验所需湿度大于实际湿度时,使用加湿机;当所需湿度小于实际湿度时,使用除湿机。

(4) 随时观察并通过加湿机或除湿机调节箱内湿度,保证箱内湿度在试验所需范围内,每经过一定时间测定该时刻样品质量($m_t$)。

(5) 在不同湿度条件下重复进行上述实验步骤,测量干燥物料在不同湿度下的质量。

## 五、实验结果及数据处理

(1) 将不同时间点的物料质量记录于表6-1中，并按下式计算物料的吸湿率，填入表中：

$$H_t = \frac{m_t - m_0}{m_0} \times 100\%$$

式中，$H_t$为一定温度和湿度条件下，物料$t$时刻的吸湿率；$m_t$为一定温度和湿度条件下，$t$时刻的物料质量(g)；$m_0$为干燥物料的质量(g)。

**表6-1 常温下(25℃)物料的吸湿性测定结果**

| 时刻 | 40% | | 60% | | 80% | | 100% | |
|---|---|---|---|---|---|---|---|---|
| | $m$(g) | $H_t$ | $m$(g) | $H_t$ | $m$(g) | $H_t$ | $m$(g) | $H_t$ |
| 0 h | | | | | | | | |
| 4 h | | | | | | | | |
| 8 h | | | | | | | | |
| 12 h | | | | | | | | |
| 16 h | | | | | | | | |
| 24 h | | | | | | | | |

(2) 以物料吸湿率对时间作图，即得物料吸湿率-时间曲线，通过统计软件拟合可得物料吸湿率-时间函数，求其一阶导数，代入时间数值，即为该时刻物料吸湿速率。

## 六、思考题

(1) 影响物料吸湿性的因素有哪些？

(2) 物料的吸湿性对制剂的影响有哪些？

# 实验七　低分子溶液剂的制备

## 一、实验目的

(1) 掌握低分子溶液剂的制备方法及基本操作。
(2) 掌握增加药物溶解度的方法和原理。
(3) 熟悉低分子溶液剂的质量评价方法。

## 二、实验原理

低分子溶液剂系指小分子药物以分子或离子状态分散在溶剂中形成的均相的可供内服或外用的液体制剂。低分子溶液剂为澄明液体,药物的分散度大,能快速吸收,常见类型包括溶液剂、芳香水剂、糖浆剂、甘油剂、酊剂和醑剂等。溶液剂系指药物溶解于溶剂中所形成的澄明液体制剂。芳香水剂系指挥发油或芳香挥发性药物的饱和或近饱和的水溶液;也有用水和乙醇为混合溶剂制成药物含量较高的浓芳香水剂,临用时再稀释。糖浆剂系指含有原料药物的浓蔗糖水溶液,含蔗糖量应不低于45%(g/mL);单糖浆为蔗糖的近饱和水溶液。甘油剂系指药物溶解于甘油中制成的液体制剂,专供口腔、耳鼻咽喉科疾病的外用治疗。酊剂系指将原料药物用规定浓度的乙醇提取或溶解而制成的澄清液体制剂,也可用流浸膏稀释制成,供口服或外用。醑剂系指挥发性药物的浓乙醇溶液,供外用或内服;除用于治疗外,醑剂也可作芳香矫味剂,如复方橙皮醑、薄荷醑等;醑剂含醇量一般为60%~90%。

低分子溶液剂的溶剂按介电常数大小可分为极性溶剂、半极性溶剂和非极性溶剂。极性溶剂有水、甘油、二甲亚砜;半极性溶剂有乙醇、丙二醇、聚乙二醇;非极性溶剂有脂肪油、液状石蜡、乙酸乙酯。在制备低分子溶液剂的过程中,根据剂型和使用目的不同,可加入相应的附加剂,主要包括:增溶剂、助溶剂、潜溶剂、防腐剂、矫味剂和着色剂等。具有增溶能力的表面活性剂称为增溶剂，增溶剂的最适HLB值为15～18。难溶性药物与加入的第三种物质在溶剂中形成可溶性分子间的络合物、缔合物或复盐等，以增加药物在溶剂中的溶解度，这第三种物质称为助溶剂。潜溶系指药物在某一比例的混合溶剂中的溶解度比在各单纯溶剂中的溶解度大的现象，这种混合溶剂称为潜溶剂。防腐剂系指具有抑菌作用、能抑制微生物生长发育的物质。矫味剂系指能够掩蔽药物的不良嗅味或改善药物臭味的一类添加剂。着色剂系指改变制剂外观色泽的一类添加剂。

低分子溶液剂的制备方法主要有溶解法、稀释法和化学反应法，其中溶解法最为常用。芳香水剂和酯剂等制剂的制备过程中，如以挥发油和化学药物为原料多采用溶解法和稀释法，以药材为原料时多采用水蒸气蒸馏法。溶解法制备溶液剂大多先取处方量的3/4的溶剂加入药物，搅拌使其溶解，滤过，再在自滤器上添加溶剂至全量，最后搅匀即得。稀释法是用于已制得高浓度或易溶性药物的浓贮备液的稀释配制，稀释时浓度要计算准确。化学反应法是通过化学反应完成后，滤过，自滤器上添加纯化水至全量即制得，当原料药缺乏或质量不符合要求时，可用此法。成品应进行质量检查，合格后定量分装于适当的洁净容器中，加贴符合要求的标签。

## 三、仪器与材料

1. 仪器

天平，烧杯，量筒，玻璃棒，广口瓶，滤纸，漏斗，电炉，研钵，称量纸等。

2. 试剂

薄荷油，滑石粉，碘，碘化钾，橙皮，枇杷叶，乙醇，纯化水等。

## 四、实验内容

### （一）薄荷水的制备

**【处方】**

薄荷油　　0.2 mL

| | |
|---|---|
| 滑石粉 | 1.5 g |
| 纯化水 | 加至100 mL |

**【制法】**

称取1.5 g滑石粉，置于研钵中，滴加薄荷油0.2 mL（约4滴），研磨均匀，转移至带盖广口瓶中，向瓶中加入100 mL纯化水，加盖，用力振摇15 min后静置。待观察到滑石粉已沉至底部，用润湿的滤纸过滤，自滤器上加水至100 mL，若溶液不清，可重复过滤一次，即得。

**【附注】**

分散法是制备芳香水剂最常用的方法。滑石粉在实验中用作分散剂和助滤剂，挥发油被吸附于滑石粉上，增加了挥发油与水的接触面积，因而更易形成饱和溶液，未溶解的挥发油仍然被吸附于滑石粉上，可通过滤纸过滤去除。

## （二）碘酊的制备

**【处方】**

| | |
|---|---|
| 碘 | 2 g |
| 碘化钾 | 1.5 g |
| 乙醇 | 50 mL |
| 纯化水 | 加至100 mL |

**【制法】**

取碘化钾，加纯化水2 mL，搅拌使其溶解后，再将碘和乙醇加入搅拌溶解后，加纯化水定容至全量，混匀，即得。

**【附注】**

(1) 本品为消毒防腐药，红棕色的澄清液体，有碘与乙醇的特臭。

(2) 碘具有腐蚀性、挥发性，称量、制备、贮存时应注意选择适当条件。

(3) 碘在水中溶解度小(1:2950)，加入碘化钾作助溶剂，可有效提高碘的溶解度，同时使碘稳定进而不易挥发，并减少刺激性。

## （三）单糖浆的制备

**【处方】**

| | |
|---|---|
| 蔗糖 | 85 g |
| 纯化水 | 加至100 mL |

【制法】

取纯化水45 mL,煮沸,加蔗糖,不断搅拌,继续加热至完全溶解后,趁热用精制棉过滤,自滤器上加适量热纯化水,使其成100 mL,搅匀,即得。

【附注】

(1) 单糖浆制备时,加热不仅能加速蔗糖溶解,还能杀灭蔗糖中的微生物,使糖浆易于保存,但加热温度不宜过高(尤其是以直火加热),时间不宜过长,以防蔗糖焦化与转化,而影响产品质量。

(2) 单糖浆为蔗糖的近饱和水溶液,含蔗糖85%(g/mL),或64.74%(g/g),25 ℃时相对密度为1.313,沸点约为103.8 ℃。

## (四) 川贝枇杷糖浆的制备

【处方】

| | |
|---|---|
| 川贝母流浸膏 | 4.5 mL |
| 桔梗 | 4.5 g |
| 枇杷叶 | 30 g |
| 薄荷脑 | 0.034 g |
| 蔗糖 | 40 g |
| 杏仁香精的乙醇溶液 | 适量 |
| 纯化水 | 加水至100 mL |

【制法】

取桔梗和枇杷叶加水煎煮两次,第一次2.5 h,第二次2 h,合并煎液,滤过,滤液浓缩至适量,加入蔗糖40 g煮沸使其溶解,滤过,滤液与川贝母流浸膏混合,放冷,最后加入薄荷脑和含适量杏仁香精的乙醇溶液,加水至100 mL,搅匀,即得。

【附注】

(1) 川贝母流浸膏系取川贝母45 g,粉碎成粗粉,用70%乙醇作溶剂,浸渍5天后,缓缓渗漉,收集初渗漉液38 mL,另器保存,继续渗漉,待可溶性成分完全漉出,将渗漉液浓缩至适量,与初渗漉液混合,继续浓缩至45 mL,滤过。

(2) 川贝枇杷糖浆的功能与主治为清热宣肺,化痰止咳。用于风热犯肺、痰热内阻所致的咳嗽痰黄或咯痰不爽、咽喉肿痛、胸闷胀痛;感冒、支气管炎见上述证候者。

## 五、实验结果及数据处理

观察并记录薄荷水、碘酊、单糖浆和川贝枇杷糖浆的外观性状。

## 六、思考题

(1) 薄荷水制备过程中,往往出现滤过后仍然浑浊的现象,应如何改善?
(2) 使用助溶剂和增溶剂增加药物溶解度后形成的体系有什么不同?
(3) 热溶法制备糖浆剂时,有哪些注意事项?

# 实验八　高分子溶液剂的制备

## 一、实验目的

(1) 掌握高分子药物的溶解特性。
(2) 掌握高分子溶液剂的制备方法及操作要点。

## 二、实验原理

高分子溶液剂是指高分子药物以1～100 nm大小的质点溶解在溶剂中所形成的均相液体制剂,属于热力学稳定体系。由于高分子的分子大小较大(100 nm以下),因此属于胶体。高分子溶液剂若以水为溶剂时,称为亲水性高分子溶液剂,或称胶浆剂;以非水溶剂制备的高分子溶液剂,称为非水性高分子溶液剂。高分子溶液的稳定性与高分子的水化膜和荷电性有关。高分子化合物的亲水基能与水形成较牢固的水化膜,可阻碍分子间的相互聚集,使高分子溶液处于稳定状态。但高分子溶液的水化膜及荷电性发生变化时,则易发生聚结沉淀。加入絮凝剂或溶液pH发生改变也会使高分子溶液聚集沉淀。

高分子溶液一般采用溶解法制备,其溶解过程亦称为胶溶,一般需要经过有限溶胀和无限溶胀两个过程。高分子化合物溶解时,水分子渗入到高分子化合物分子间的空隙中,与高分子中的亲水基团发生水化作用而使其体积膨胀,使高分子空隙间充满了水分子,这一过程称为有限溶胀。由于高分子空隙间存在水分子,使高分子的分子间作用力(范德华力)降低,溶胀过程继续进行,最后高分子化合物完全分散在水中而形成高分子溶液,这一过程称为无限溶胀过程。无限溶胀过程常需要经过搅拌或加热等过程才能完成。

## 三、仪器与材料

1. 仪器

天平,烧杯,量筒,玻璃棒,电炉,研钵等。

2. 材料

胃蛋白酶,蔗糖,盐酸,羟苯乙酯,羧甲基纤维素钠,甘油,纯化水等。

## 四、实验内容

### (一) 胃蛋白酶合剂

**【处方】**

| | |
|---|---|
| 胃蛋白酶 | 2.0 g |
| 单糖浆 | 10 mL |
| 稀盐酸 | 2 mL |
| 5%羟苯乙酯溶液 | 1.0 mL |
| 橙皮酊 | 2 mL |
| 纯化水 | 加至100 mL |

**【制法】**

将稀盐酸、单糖浆加入约70 mL纯化水中,搅匀。再将胃蛋白酶撒在液面上,待其自然溶胀、溶解;将橙皮酊缓缓加入溶液中。另取约10 mL纯化水稀释羟苯乙酯溶液后,缓缓加入上述溶液中。再加纯化水至全量,搅匀,即得。

**【附注】**

(1) 影响胃蛋白酶活性的主要因素是pH,一般pH应介于1.5~2.5之间。含盐酸的量不可超过0.5%,否则使胃蛋白酶失去活性,故配制时先将稀盐酸用适量纯化水稀释。

(2) 胃蛋白酶吸湿性强,称取时操作要迅速,称好后即时分次撒在液面上,不宜长时间露置于空气中,须将胃蛋白酶撒在液面上,待溶胀后再缓缓搅匀,且不得加热以免失去活性。

(3) 本品一般不宜过滤,因胃蛋白酶的等电点为pH 2.75～3.00,因此制剂中pH小于等电点,胃蛋白酶带正电荷,而润湿的滤纸或棉花带负电荷,过滤时则吸附胃蛋白酶。必要时,可将滤材润湿后,用稀盐酸少许冲洗以中和滤材表面的电荷,消除吸附现象。

### (二) 羧甲基纤维素钠胶浆

**【处方】**

| | |
|---|---|
| 羧甲基纤维素钠 | 2.5 g |
| 甘油 | 30 mL |
| 5%羟苯乙酯溶液 | 2 mL |
| 纯化水 | 加至100 mL |

**【制法】**

取羧甲基纤维素钠撒布于盛有适量纯化水的烧杯中,先让其自然溶胀,然后稍加热使其完全溶解,将羟苯乙酯溶液、甘油加入到烧杯中,最后补加纯化水至全量,搅拌均匀,即得。

**【附注】**

(1) 配制羧甲基纤维素钠胶浆时,应使羧甲基纤维素钠在适量冷水中充分溶胀,然后再稍加热促溶。

(2) 羧甲基纤维素钠遇阳离子型药物及碱土金属、重金属盐会发生沉淀,故不宜用季铵盐类和汞类防腐剂。

(3) 甘油(或丙二醇)可以起保湿、增稠和润滑作用。

## 五、实验结果及数据处理

观察并记录胃蛋白酶合剂和羧甲基纤维素钠胶浆的外观性状。

## 六、思考题

(1) 简述胃蛋白酶合剂制备过程中影响胃蛋白酶活力的因素及预防措施。

(2) 高分子溶液剂与低分子溶液剂的制备过程相比,有何区别?

# 实验九　混悬剂的制备与评价

## 一、实验目的

(1) 掌握混悬剂的一般制备方法。

(2) 掌握影响混悬剂稳定性的主要因素及增加稳定性的主要方法。

(3) 熟悉混悬剂的质量要求和质量评价方法。

## 二、实验原理

混悬剂系指难溶性固体原料药物以固体微粒形式分散在液体分散介质中制成的非均相液体制剂。分散相的微粒大小一般在0.5～10 μm范围内,有的可达50 μm或更大。分散介质多为水,也可用植物油等。混悬剂可分为液体混悬剂和干混悬剂,广泛应用于口服、外用和肌内注射等制剂中。优良的混悬剂除应具备一般液体制剂的要求外,还应微粒细腻,分散均匀;沉降速度缓慢,沉降后不应有结块现象,轻摇后应迅速均匀分散;微粒大小及液体黏度均符合用药要求,易于倾倒且分剂量准确;外用混悬剂应易于涂布,且不易被擦掉或流失。混悬剂主要适用于以下几类药物:难溶性药物需制成液体制剂供临床应用;给药剂量超过溶解度,而不能以溶液剂形式应用的药物;两种溶液混合因溶解度降低而析出固体或产生难溶性化合物的药物;需要实现缓释作用的药物。为了安全起见,毒剧药或剂量小的药物不宜制成混悬剂使用。

由于混悬剂中药物微粒的分散度大,具有较高的表面自由能,因此属于不稳定体系,主要表现在以下几个方面:

(1) 粒子沉降:通过Stokes定律可知,粒子半径越大,介质黏度越低,微粒与分散介质之间的密度差越大,沉降速度越快。为保持稳定,应减小微粒半径,或增加介质黏度(如加入助悬剂等),或减小微粒与分散介质之间的密度差。

(2) 荷电与水化膜:微粒荷电使微粒间产生排斥作用,加之水化膜的存在,阻止了微粒间的相互聚结,使混悬剂稳定。但向混悬剂中加入少量的电解质,可以改变双电层的结构和厚度,影响混悬剂的聚结稳定性并产生絮凝。

(3) 絮凝与反絮凝:加入适量的电解质可使混悬型液体制剂中微粒周围双电层所形成的$\zeta$电位降低到一定程度,使得微粒间吸引力稍大于排斥力,而形成疏松的絮状聚集体,经振摇又可恢复成分散均匀的混悬液的现象称为絮凝;向絮凝状态的混悬剂加入电解质,使絮凝状态变为非絮凝状态的过程称为反絮凝。

(4) 结晶微粒的变化:混悬剂中的药物微粒在放置过程中,其大小与数量可能会发生变化,即小的微粒数目不断减少、大的微粒不断增大,使微粒的沉降速度加快,影响混悬剂的稳定性。

(5) 分散相的浓度和温度:在同一分散介质中分散相的浓度增加,混悬剂的稳定性降低;温度降低使布朗运动减弱,降低稳定性,故应保持合适的浓度和温度。

为了提高混悬剂的物理稳定性,通常会加入附加剂,主要包括助悬剂、润湿剂、絮凝剂和反絮凝剂等。

(1) 助悬剂:是指能增加分散介质的黏度以降低微粒的沉降速度或增加微粒亲水性的附加剂。常用的助悬剂包括:低分子助悬剂,如甘油、糖浆剂等;高分子助悬剂,如阿拉伯胶、西黄蓍胶、聚维酮等;硅藻土和触变胶。

(2) 润湿剂:是指能增加疏水性药物微粒被水润湿能力的附加剂。界面张力降低,疏水性药物的亲水性增加,促使疏水微粒被水湿润。常用HLB值在7~11范围内的表面活性剂,包括聚山梨酯类、泊洛沙姆、聚氧乙烯、蓖麻油类等。

(3) 絮凝剂与反絮凝剂:可使混悬剂的$\zeta$电位降低到一定程度,混悬微粒形成疏松聚集体的电解质称为絮凝剂;使混悬剂由絮凝状态变为非絮凝状态的电解质称为反絮凝剂,加入适宜的反絮凝剂也能提高混悬剂的稳定性。同一电解质可因用量不同起絮凝作用或反絮凝作用,常用的絮凝剂和反絮凝剂主要包括枸橼酸盐、枸橼酸氢盐、酒石酸盐、酒石酸氢盐、磷酸盐和一些氯化物等。

混悬剂的制备方法分为分散法和凝聚法。分散法是将粗颗粒的药物粉碎成符合粒径要求的微粒,再分散于分散介质中制得混悬剂的方法。采用分散法制备混悬剂时,如果药物为亲水性药物,如氧化锌、炉甘石等,一般先将其粉碎到一定细度,再加入处方中的液体适量,研磨到适宜的分散度,最后加入处方中的剩余液体至全量;因疏水性药物不易被润湿,必须先加一定量的润湿剂与药物研匀后再加液体研磨混匀。小量制备可用乳钵,大量生产可用乳匀机、胶体磨等设备。凝聚法分为物理凝聚法和化学凝聚法。物理凝聚法是将分子或离子状态分散的药物溶液加入于另一分散介质中凝聚成混悬液的方法。化学凝聚法是利用化学反应使两种药物生成难溶性药物的微粒，再混悬于分散介质中制备混悬剂的方法。

混悬剂的质量检查项目主要包括：微粒大小的测定，沉降体积比($F$)的测定($F$值介于0~1范围，$F$值愈大混悬剂愈稳定)，絮凝度($\beta$)的测定($\beta$值愈大，絮凝效果愈好)，重新分散试验，流变学特性和$\zeta$电位测定等。

## 三、仪器与材料

1. 仪器

天平，研钵，具塞量筒，烧杯，量筒，玻璃棒。

2. 材料

炉甘石，氧化锌，甘油，羧甲基纤维素钠，三氯化铝，枸橼酸钠，沉降硫黄，聚山梨酯-80(Tween-80)、硫酸锌、樟脑醑、纯化水。

## 四、实验内容

### (一) 炉甘石洗剂的制备

**【处方】**

四种不同炉甘石洗剂的处方如表9-1所示。

**表9-1　炉甘石洗剂的处方组成**

| 处方组成 | Ⅰ | Ⅱ | Ⅲ | Ⅳ |
|---|---|---|---|---|
| 炉甘石(g) | 4 | 4 | 4 | 4 |
| 氧化锌(g) | 4 | 4 | 4 | 4 |
| 甘油(mL) | 5 | 5 | 5 | 5 |
| 羧甲基纤维素钠(g) | | | | 0.25 |
| 三氯化铝(g) | | 0.1 | | |
| 枸橼酸钠(g) | | | 0.25 | |
| 纯化水加至(mL) | 50 | 50 | 50 | 50 |

**【制法】**

(1) 称取羧甲基纤维素钠0.25 g,加纯化水20 mL溶胀,制成胶浆,备用。

(2) 称取枸橼酸钠0.25 g,加纯化水20 mL 溶解,备用。

(3) 称取三氯化铝0.1 g,加纯化水20 mL 溶解,备用。

(4) 称取处方量的炉甘石、氧化锌,置于研钵中,加入5 mL甘油研磨至糊状,分别加入处方中其他成分,研磨均匀后转移至具塞量筒中,加纯化水至足量,振荡摇匀即得。

**【检查】**

(1) 观察上述各混悬剂的外观,并记录结果。

(2) 沉降容积比的测定:将转移至具塞量筒的各混悬剂样品密塞,用力振摇1 min,记下混悬物的开始高度$H_0$,然后依次记录5 min、10 min、20 min、30 min、45 min、60 min时混悬物的高度$H_t$,计算不同时刻的沉降容积比。以沉降容积比$F$ ($H_t/H_0$)为纵坐标,时间$t$为横坐标,绘制沉降曲线图。

(3) 重新分散试验:将混悬剂样品放置1 h后,翻转具塞量筒,以±180°记为翻转一次,记录使沉降物完全分散的翻转次数。

**【附注】**

(1) 炉甘石洗剂具有保护皮肤、收敛和消炎作用,用于皮肤炎症,如丘疹、亚急性皮炎、湿疹、荨麻疹等。

(2) 炉甘石、氧化锌为亲水性药物,可被水润湿,先加入适量甘油研磨成糊状,使粉末在水中分散,可防止颗粒聚集,振摇时易于悬浮。

(3) 炉甘石洗剂中的炉甘石和氧化锌带负电,加入少量三氯化铝中和部分电荷,使炉甘石和氧化锌絮凝沉降,从而防止结块,改善分散性。

## (二) 复方硫黄洗剂

**【处方】**

三种不同复方硫黄洗剂的处方如表9-2所示。

**【制法】**

(1) 称取硫酸锌4.5 g,溶于10 mL纯化水中备用。

(2) 称取羧甲基纤维素钠 0.25 g,加10 mL纯化水,溶胀,使成胶浆。

(3) 取聚山梨酯-80 0.1 mL,溶于10 mL纯化水中。

(4) 取处方量的沉降硫黄置于研钵中,加5 mL甘油研匀,分别将10 mL聚山梨酯-80溶液(处方Ⅰ)、10 mL水(处方Ⅱ)、10 mL羧甲基纤维素钠溶液(处方Ⅲ),

缓缓加入研钵中研匀，再缓慢加入 10 mL 硫酸锌溶液、12.5 mL 樟脑醑，边加边研磨，研匀后转移至具塞量筒中，研钵用适量纯化水分次冲洗，与药液合并后加纯化水至全量，振荡摇匀即得。

**表 9-2　不同复方硫黄洗剂的处方组成**

| 处方组成 | Ⅰ | Ⅱ | Ⅲ |
|---|---|---|---|
| 沉降硫黄(g) | 1.5 | 1.5 | 1.5 |
| 硫酸锌(g) | 1.5 | 1.5 | 1.5 |
| 樟脑醑(mL) | 12.5 | 12.5 | 12.5 |
| 甘油(g) | 5 | 5 | 5 |
| 聚山梨酯-80(mL) | 0.1 | | |
| 羧甲基纤维素钠(g) | | | 0.25 |
| 纯化水加至(mL) | 50 | 50 | 50 |

**【检查】**

(1) 观察上述各混悬剂的外观，并记录结果。

(2) 沉降容积比的测定：将转移至具塞量筒的各混悬剂样品密塞，用力振摇 1 min，记下混悬物的开始高度 $H_0$，然后依次记录 5 min、10 min、20 min、30 min、45 min、60 min 时混悬物的高度 $H_t$，计算不同时刻的沉降容积比。以沉降容积比 $F(H_t/H_0)$ 为纵坐标，时间 $t$ 为横坐标，绘制沉降曲线图。

(3) 重新分散试验：将混悬剂样品放置 1 h 后，翻转具塞量筒，以 ±180° 记为翻转一次，记录使沉降物完全分散的翻转次数。

**【附注】**

(1) 复方硫黄洗剂具有消炎、抗菌、抑制皮脂溢出的作用，可用于痤疮、酒渣鼻及脂溢性皮炎。每日 1 次，涂擦患处。

(2) 硫黄因加工方法不同，分为升华硫、沉降硫、精制硫三种。其中以沉降硫的颗粒最细，故本处方选用沉降硫最佳。硫黄为强疏水性药物，表面易吸附空气而形成气膜，不被水润湿，但能被甘油润湿，故应先加入甘油充分湿润研磨，再与其他药物混悬均匀。

(3) 羧甲基纤维素钠为助悬剂，可增加黏度，降低微粒的沉降速度，并能吸附在微粒周围形成保护膜，增加体系的动力学稳定性。

(4) 樟脑醑应缓慢加入，并急速研磨，防止樟脑析出大颗粒。

## 五、实验结果及数据处理

(1) 记录各混悬剂产品的外观性状。
(2) 计算各混悬剂的沉降体积比并绘制沉降曲线。
(3) 记录各混悬剂沉降物均匀分散时所需的翻转次数。

## 六、思考题

(1) 简述混悬剂的稳定性与主要影响因素。
(2) 混悬剂有哪些常用制备方法?

# 实验十　乳剂的制备及评价

## 一、实验目的

(1) 掌握乳剂的常用制备方法。
(2) 熟悉乳剂的类型及鉴别方法。
(3) 熟悉乳剂的质量评价方法。

## 二、实验原理

乳剂是指互不相溶的两种液体混合时,其中一相液体以液滴状态分散在另一相液体中形成的非均相的液体分散体系。被分散成液滴的液体称为分散相、内相或不连续相,包在外面的液体称为分散介质、外相或连续相。液体分散相分散于不相混溶介质中形成乳剂的过程称为"乳化"。乳剂的主要特点包括:药物分散度广,吸收快,作用迅速,生物利用度高;可掩盖药物的不良气味,减少药物的刺激性及毒副作用;增加难溶性药物的溶解度,如纳米乳;可提高药物的稳定性;外用乳剂可改善药物对皮肤、黏膜的穿透性;药物制成亚微乳或纳米乳静脉给药,可使药物具有靶向作用,提高疗效。普通乳剂属于热力学和动力学不稳定体系,在贮藏过程中易受温度、光、氧、微生物等因素的影响,出现分层、絮凝、转相、合并、破坏或酸败等现象。

乳剂由水相、油相和乳化剂组成。根据乳化剂的种类、性质和相体积比,可以形成O/W型或W/O型乳剂,也可制备复合乳。按分散相粒子大小可分为普通乳(分散相粒径在1~100 μm范围)、亚微乳(分散相粒径在0.1~1 μm范围)、纳米乳(分散相粒径在10~100 nm范围)。乳剂根据给药途径不同,其质量要求也不同。一般要求乳剂分散相液滴大小均匀,粒径符合规定。口服乳剂外观应呈均匀乳白色,以半径为10 cm的离心机每分钟4000转的转速(约1800×g)离心15 min,不应有分层现象，如果出现相分离的现象，经振摇易再分散。乳剂应无异嗅味、内服口感适宜、外用与注射用无刺激性、有良好的流动性、使用方便、具有一定的防腐能力，在保存或使用过程中不易霉变。

乳化剂在乳剂中起着关键作用，加入乳化剂的目的是使乳剂稳定，其作用机制是能显著降低油、水两相表面张力，并在乳滴周围形成牢固的乳化膜，防止液滴合并。常用的乳化剂种类有：

(1) 表面活性剂类乳化剂，如硬脂酸钠、聚山梨酯(吐温)、脂肪酸山梨坦(司盘)等。

(2) 天然乳化剂，如阿拉伯胶、西黄蓍胶等。

(3) 固体微粒乳化剂，如氢氧化钙、二氧化硅等。

乳剂的制备方法有干胶法、湿胶法、新生皂法、机械法等。干胶法也称为油中乳化剂法，本法先将乳化剂分散于油相中研匀后，再加水相制备成初乳，然后稀释至全量。在初乳中，油相为植物油时，油、水、胶的比例为4:2:1；油相为挥发油时，油、水、胶的比例为2:2:1；油相为液状石蜡时，油、水、胶的比例为3:2:1。本法适用于阿拉伯胶或阿拉伯胶与西黄蓍胶的混合胶。湿胶法也称为水中乳化剂法，本法先将乳化剂分散于水中研匀，再将油相加入，用力搅拌形成初乳，最后加水将初乳稀释至全量，混匀，即得。初乳中油、水、胶的比例与干胶法相同。新生皂法是将油、水两相混合时，在两相界面上生成皂类乳化剂，形成乳剂的方法。植物油中含有硬脂酸、油酸等有机酸，与加入的氢氧化钠、氢氧化钙、三乙醇胺等碱可生成皂，经搅拌即形成乳剂。机械法是将油相、水相、乳化剂混合后用乳化机械制备乳剂的方法，机械法制备乳剂时可不用考虑混合顺序，借助于机械提供的强大能量，很容易制成乳剂。乳剂中药物的加入方法需根据药物的溶解性能不同而采用不同的加入方法。

乳剂的质量检查包括乳剂粒径大小的测定(不同用途的乳剂对粒径的要求不同，如静脉注射乳剂的粒径应在0.5 μm)、分层现象的观察、乳滴合并速度的测定和稳定常数的测定等。

## 三、仪器与材料

1. 仪器

乳钵，量筒，烧杯，广口瓶，天平等。

2. 材料

菜籽油,花生油,液状石蜡,阿拉伯胶,西黄蓍胶,糖精钠,食用香精、5%尼泊金乙酯醇溶液,氢氧化钙,乙醇,纯化水等。

# 四、实验内容

## (一) 菜籽油乳

**【处方】**

| | |
|---|---|
| 菜籽油 | 30 g |
| 阿拉伯胶 | 6.75 g |
| 西黄蓍胶 | 0.75 g |
| 糖精钠 | 0.03 g |
| 食用香精 | 适量 |
| 5%尼泊金乙酯醇溶液 | 2 mL |
| 纯化水 | 加至100 mL |

**【制法】**

将阿拉伯胶和西黄蓍胶置于干燥的乳钵中,研细后,加入全量菜籽油稍加研磨至均匀,加入纯化水15 mL,迅速研磨1~2 min,至发出"噼啪"声,即得初乳。再依次加入糖精钠、食用香精及5%尼泊金乙酯醇溶液,边加边研匀,最后加水至足量,研匀即得。

**【检查】**

(1) 观察并记录菜籽油乳的外观性状,应呈均匀乳白色。

(2) 采用稀释法鉴别乳剂类型:取试管2支,分别加入1滴乳剂,再加入纯化水5 mL,振摇翻转数次后,观察混合情况。如能与水均匀混合,则为O/W型乳剂;反之,则为W/O型乳剂。

**【附注】**

本实验中,菜籽油乳采用干胶法制备。制备初乳时乳钵应干燥,其表面要粗糙;同时按比例控制加水量,过多不易形成乳剂或形成后不稳定,过少,易形成W/O型初乳;研磨时用力要均匀,沿同一个方向不停研磨,直到初乳形成;形成初乳后方可加水稀释。

## （二）液状石蜡乳

**【处方】**

| | |
|---|---|
| 液状石蜡 | 12 mL |
| 阿拉伯胶 | 4 g |
| 5%尼泊金乙酯醇溶液 | 0.1 mL |
| 1%糖精钠溶液 | 0.3 mL |
| 食用香精 | 适量 |
| 纯化水 | 加至30 mL |

**【制法】**

称取阿拉伯胶置于干燥乳钵中，加入液状石蜡，稍加研磨使其分散均匀。一次加水8 mL，不断沿同一方向研磨至发出“劈啪”声，即形成初乳。再加纯化水5 mL研匀后，依次加入1%糖精钠溶液、食用香精及5%尼泊金乙酯醇溶液，边加边研磨，最后加入适量纯化水定容至全量，搅匀即得。

**【检查】**

(1) 观察并记录液状石蜡乳的外观性状，应呈均匀灰白色。

(2) 采用染色法鉴别乳剂类型：将液状石蜡乳涂在载玻片上，用苏丹红溶液(油溶性染料)和亚甲蓝溶液(水溶液性染料)各染色一次，在显微镜下观察并判断乳剂所属类型。若苏丹红均匀分散则为W/O型乳剂，若亚甲蓝均匀分散则为O/W型乳剂。

**【附注】**

(1) 液状石蜡乳为轻泻剂，用于治疗便秘。液状石蜡是矿物油，在肠中不被吸收，对肠壁及粪便起润滑作用，并能阻止肠内水分的吸收，因此可促进排便，为润滑型轻泻剂。

(2) 液状石蜡乳是O/W型乳剂，本实验采用干胶法制备，油、水、胶的比例为3:2:1，操作时应严格遵守干胶法制备初乳的要求，加水量应按比例一次性加入。

(3) 制备初乳时，乳钵应干燥，表面要粗糙；研磨时用力均匀，要沿同一方向不停研磨，直到初乳形成；形成初乳后方可加水稀释。

## （三）石灰搽剂

【处方】

| | |
|---|---|
| 氢氧化钙饱和水溶液 | 10 mL |
| 花生油 | 10 mL |

【制法】

分别量取氢氧化钙饱和水溶液和花生油各10 mL，置于50 mL具塞量筒中，加盖并用力振摇至乳剂形成。

【检查】

(1) 观察并记录石灰搽剂的外观性状，应呈现出白色或浅黄色。

(2) 采用染色法鉴别乳剂类型：将石灰搽剂涂在载玻片上，用苏丹红溶液（油溶性染料）和亚甲蓝溶液（水溶液性染料）各染色一次，在显微镜下观察并判断乳剂所属类型。若苏丹红均匀分散则为W/O型乳剂，若亚甲蓝均匀分散则为O/W型乳剂。

(3) 采用稀释法鉴别乳剂类型：取试管2支，分别加入石灰搽剂1滴，再加入纯化水5 mL，振摇、翻转数次，观察混合情况，并判断乳剂所属类型。若能与水均匀混合则为O/W型乳剂；反之，则为W/O型乳剂。

【附注】

(1) 氢氧化钙与花生油中的游离脂肪酸生成脂肪酸钙皂，为W/O型乳化剂，故本实验中石灰搽剂采用新生皂法制备。

(2) 本品用于轻度烫伤，治疗作用主要是钙能使毛细管收缩，抑制烧伤后体液外渗，钙肥皂还可中和酸性渗出液，脂肪油对创面也有滋润和保护作用。

# 五、实验结果及数据处理

将乳剂的外观性状和乳剂类型鉴别的实验结果填入表10-1中。

**表10-1　乳剂检查结果**

| 乳剂名称 | 外观 | 乳剂类型 |
|---|---|---|
| 菜籽油乳 | | |
| 液状石蜡乳 | | |
| 石灰搽剂 | | |

## 六、思考题

(1) 简述干胶法制备乳剂的操作要点。

(2) 影响乳剂稳定性的因素主要有哪些?

(3) 简述乳剂的不稳定性主要包括哪些。

# 实验十一　流浸膏剂的制备

## 一、实验目的

(1) 掌握流浸膏剂的制备方法。
(2) 熟悉渗漉法制备流浸膏剂的基本操作。
(3) 熟悉流浸膏剂的质量检查方法。

## 二、实验原理

流浸膏剂系指饮片用适宜的溶剂提取,蒸去部分溶剂,调整至规定浓度而成的制剂。除另有规定外,流浸膏剂每1 mL相当于饮片1 g。流浸膏剂具有贮存时间长,含药浓度高,有效成分含量准确,可用作其他制剂原料等优点。

流浸膏剂一般采用渗漉法制备,也可用浸膏剂稀释制成。渗漉法属于动态浸出方法,溶剂利用率高,有效成分浸出完全,可直接收集浸出液。适用于贵重药材、毒性药材及高浓度制剂;也可用于有效成分含量较低的药材提取。但对新鲜的及易膨胀的药材、无组织结构的药材不宜选用。该法常用不同浓度的乙醇做溶剂,故应防止溶剂的挥发损失。采用渗漉法制备流浸膏剂时,根据饮片的性质可选用圆柱形或圆锥形的渗漉器。饮片须适当粉碎后,加规定的溶剂均匀湿润,密闭放置一定时间,再装入渗漉器内。饮片装入渗漉器时应均匀,松紧一致,加入溶剂时应尽量排除饮片间隙中的空气,溶剂应高出药面,浸渍适当时间后进行渗漉。渗漉速度应符合各品种项下的规定。收集85%饮片量的初漉液另器保存,续漉液经低温浓缩后与初漉液合并,调整至规定量,静置,取上清液分装。

流浸膏剂的质量检查项目包括乙醇量、甲醇量、装量、微生物限度等。流浸膏剂久置若产生沉淀,在乙醇和有效成分含量符合各品种项下规定的情况下,可滤过除去沉淀。

## 三、仪器与材料

1. 仪器

渗漉筒,橡皮塞(木塞),玻璃棒,接收瓶,脱脂棉,电磁炉,不锈钢锅,电热套,水浴锅,蒸发皿,量筒,烧杯,漏斗,天平等。

2. 材料

大黄饮片,桔梗饮片,乙醇,纯化水。

## 四、实验内容

### (一) 大黄流浸膏

**【处方】**

| | |
|---|---|
| 大黄 | 50 g |
| 60% 乙醇 | 适量 |
| 共制成50 mL | |

**【制法】**

取大黄粗粉50 g,加60% 乙醇适量使粗粉均匀湿润,膨胀后,分次均匀填装于渗漉筒内,加乙醇浸没,浸渍24 h后,以每分钟1~3 mL的速度缓缓渗漉,收集初漉液42.5 mL,另器保存,继续渗漉,至渗漉液色淡为止,收集续漉液,于60 ℃浓缩至稠膏状,加入初漉液,混匀,用60% 乙醇定容至50 mL,静置滤过,即得。

**【检查】**

(1) 观察并记录大黄流浸膏的外观性状,应为棕色的液体,味苦而涩。

(2) 取本品约1 g,置于干燥至恒重的蒸发皿中,精密称定,置水浴上蒸干后,于105 ℃干燥3 h后,转移至干燥器中,冷却30 min,迅速称定重量,遗留残渣不得少于30.0%。

## （二）桔梗流浸膏

**【处方】**

| | |
|---|---|
| 桔梗 | 20 g |
| 70%乙醇 | 适量 |
| 共制成20 mL | |

**【制法】**

称取桔梗粗粉，加70%乙醇5 mL使粗粉均匀湿润，膨胀后，分次均匀填装于渗漉筒内，加70%乙醇浸没，浸渍24 h后，缓缓渗漉，流速为每秒钟1滴，先收集17 mL初滤液，另器保存，继续取续渗漉30 mL，浓缩至3 mL，与初滤液合并，定容至20 mL，混匀即得。

**【附注】**

桔梗流浸膏为恶心性祛痰药，用于慢性支气管炎及其他有痰的咳嗽，多与其他药物配成复方应用。口服后可刺激胃黏膜，引起轻度恶心，通过迷走神经反射引起呼吸道腺体分泌增加，使痰液变稀，易咳出。

# 五、实验结果及数据处理

记录各制剂的检查结果。

# 六、思考题

（1）渗漉法制备流浸膏剂时，应注意哪些问题？

（2）比较流浸膏剂、浸膏剂以及煎膏剂的制备方法有什么区别？

（3）流浸膏剂、浸膏剂以及煎膏剂的质量要求有何异同？

# 实验十二　注射液的制备及评价

## 一、实验目的

(1) 掌握注射液的生产工艺和操作要点。
(2) 掌握注射液成品质量检查的标准及方法。
(3) 熟悉注射液的常用稳定化方法。

## 二、实验原理

注射液系指原料药物或与适宜的辅料制成的供注入体内的无菌液体制剂，包括溶液型、乳状液型和混悬型等注射液。可用于皮下注射、皮内注射、肌内注射、静脉注射、鞘内注射、椎管内注射等。其中，供静脉滴注用的大容量注射液(除另有规定外，一般不小于100 mL，生物制品一般不小于50 mL)也可称为输液。中药注射剂一般不宜制成混悬型注射液。乳状液型注射液，不得用于椎管内注射。混悬型注射液不得用于静脉注射或椎管内注射。

注射液必须澄明度合格，无菌，无热原，且安全性合格(无毒性、溶血性和刺激性)；在贮存期内稳定有效，pH、渗透压(大容量注射剂)和药物含量应符合要求。注射液的pH应接近体液，一般控制在4～9范围内，特殊情况下可适当放宽，具体pH的确定主要依据以下三个方面：首先是满足临床需要，其次是满足制剂制备、贮藏和使用时的稳定性，最后要满足人体生理可承受性。凡大量静脉注射或滴注的输液，应调节其渗透压与血浆渗透压相等。

注射剂所用溶剂应安全无害，并与其他药用成分兼容性良好，不得影响活性成分的疗效和质量，一般分为水性溶剂和非水性溶剂。水性溶剂最常用的为注射用水，也可用0.9%氯化钠溶液或其他适宜的水溶液。非水性溶剂常用植物油，主要为供注射用的大豆油，其他还有乙醇、丙二醇和聚乙二醇等，供注射用的非水性溶剂，应严格限制其用量，并应在各品种项下进行相应的检查。配制注射剂时，可根据需要加入适宜的附加剂，如渗透压调节剂、pH调节剂、增溶剂、助溶剂、抗氧剂、抑菌剂、乳化剂、助悬剂等。附加剂的选择应考虑到对药物疗效和安全性的影响，使用浓度不得引起毒性或明显的刺激，且避免对检验产生干扰。多剂量包装的注射液可加适宜的抑菌剂，抑菌剂的用量应能抑制注射液中微生物的生长，加有抑菌剂的注射液，仍应采用适宜的方法灭菌。静脉给药与脑池内、硬膜外、椎管内用的注射液均不得加抑菌剂。

溶液型注射液的制备一般由原料药和适宜辅料经容器处理、配液、过滤、灌装、封口、灭菌与检漏、质量检查、包装等工艺步骤制备而成。

### 1. 容器处理

注射剂常用容器有玻璃安瓿（曲颈易折安瓿）、玻璃瓶、塑料瓶（袋）、预装式注射器等。安瓿作为常用容器一般采用离子交换水灌瓶蒸煮进行热处理，质量较差的安瓿需用0.5%醋酸水溶液，热处理的条件一般为100 ℃、30 min。通过热处理可除去灰尘、沙砾等杂质，同时也可以使玻璃表面的硅酸盐水解，微量的游离碱和金属盐溶解，提高了安瓿的化学稳定性。安瓿洗涤方法包括甩水洗涤法、加压喷射气水洗涤法、超声洗涤法。安瓿洗涤后，一般置于120～140 ℃烘箱内干燥2 h以上，而盛装无菌操作或低温灭菌工序使用的安瓿则需用180 ℃干热灭菌1.5 h。灭菌后的安瓿存放空间应有净化空气保护，且存放时间不应超过24 h。

### 2. 配液与过滤

注射剂配液可分为浓配法和稀配法。浓配法适用于原料质量一般、大剂量注射剂的配制，配制时通常将全部原料加入部分溶剂成为浓溶液，热处理冷藏后过滤，然后稀释至所需浓度。稀配法适用于优质原料、小剂量注射剂的配制，配制时将全部原料加入全部溶剂中，一次配成所需浓度，再过滤除杂。生产过程中应尽可能缩短注射剂的配制时间，防止微生物与热原污染及药物变质。注射液配制好后一般需要先初滤再精滤。初滤常以滤纸、纱布为滤材，用布什漏斗减压过滤，大量生产时常用板框式压滤机或砂滤棒过滤。精滤通常以垂熔玻璃滤器或微孔滤膜等为滤过介质。

### 3. 灌装与封口

过滤合格的药液，立即灌装于安瓿中，随灌随封。灌装时要求装量准确、药液不沾颈壁，以免熔封时产生焦头。一般措施是使药液瓶略低于灌注器位置，灌注针头先用硅油处理,快拉慢压可以防止焦头。熔封一般采用拉封方式,拉封时可将颈部置于火焰温度最高处,掌握好安瓿在火焰中停留时间,待玻璃完全软化,先用镊子夹住顶端慢拉,拉细处继续在火焰上烧片刻,再拉断,避免出现细丝。熔封后的安瓿顶部应圆滑、无尖头或鼓泡等现象。

4. 灭菌与检漏

灌封好的安瓿,应及时灭菌,小容量注射剂从配制到灭菌应在12 h内完成,可采用100 ℃流通蒸汽灭菌15 min。大容量注射剂应在4 h内灭菌完成,一般采用115 ℃热压灭菌30 min。灭菌完毕立即将安瓿浸没入1%亚甲蓝或曙红溶液中,挑出药液被染色的安瓿,将合格安瓿外表面用水洗净擦干,供检查用。

根据药典相关规定,注射剂应进行以下检查项目:装量、装量差异、渗透压摩尔浓度、可见异物、不溶性微粒、无菌、细菌内毒素或热原、重金属及有害元素残留量等。必要时注射剂还应进行相应的安全性检查,如异常毒性、过敏反应、溶血与凝聚、降压物质等。

## 三、实验仪器与材料

1. 仪器

烧杯,容量瓶,量筒,微孔滤膜(0.45 μm),pH计,澄明度检测仪,曲颈易折安瓿,灌装器,双火焰安瓿熔封机,循环真空水泵,电炉等。

2. 材料

维生素C,碳酸氢钠,依地酸二钠,亚硫酸氢钠,注射用水等。

## 四、实验内容

### 维生素C注射液

**【处方】**

| | |
|---|---|
| 维生素C | 104 g |
| 碳酸氢钠 | 49 g |

| | |
|---|---|
| 依地酸二钠 | 0.05 g |
| 亚硫酸氢钠 | 2 g |
| 注射用水 | 加至1000 mL |

**【制法】**

(1) 将空安瓿用纯化水灌满,再将水甩出,如此往复3次;然后灌满纯化水,于煮沸的纯化水中加热30 min,趁热取出甩水,再用纯化水甩洗3次,注射用水甩洗3次;最后置于120~140 ℃的烘箱中烘干备用。

(2) 烧杯中加处方量80%的注射用水,通二氧化碳饱和后,加入处方量的维生素C使溶解,再分次缓缓加入碳酸氢钠,搅拌使完全溶解,然后加入预先配制好的依地酸二钠溶液和亚硫酸氢钠溶液,搅拌均匀,加入二氧化碳饱和的注射用水至足量。

(3) 用0.45 μm的微孔滤膜减压过滤药液后,将药液用竖式单针灌注器立即灌装于2 mL安瓿中,通二氧化碳于安瓿上部空间,然后使用双火焰安瓿熔封机对灌装好药液的安瓿进行封口,熔封后的安瓿顶部应圆滑,无尖头、鼓泡或凹陷现象。

(4) 将灌封好的安瓿采用煮沸灭菌法灭菌15 min,灭菌完毕后立即将安瓿全部浸入1%亚甲蓝水溶液中,剔除变色安瓿,将合格安瓿洗净、擦干。

**【检查】**

(1) 可见异物检查:取检品数支,擦净安瓿外壁,集中置于检测装置(详见拓展阅读)边缘处,手持安瓿颈部使药液轻轻翻转,用眼睛检视药液中有无肉眼可见的玻璃屑、白点、纤维等异物。

(2) 装量:取注射液5支,开启时注意避免损失,将内容物分别用相应体积的干燥注射器及注射针头抽尽,然后缓慢连续地注入经标化的量入式量筒内(量筒的大小应使待测体积至少占其额定体积的40%,不排尽针头中的液体),在室温下检视。每支(瓶)的装量均不得少于其标示量。

(3) pH的测定:应为5.0~7.0。

**【附注】**

(1) 维生素C主要用于防治坏血病,促进创伤及骨折、预防冠心病等,临床应用十分广泛。维生素C在干燥状态下较稳定,但在潮湿状态或溶液中,其分子结构中的烯二醇结构被很快氧化,生成黄色双酮化合物,虽仍有药效,但会迅速进一步氧化、断裂生成一系列有色的无效物质。

(2) 溶液的pH值、氧、重金属离子和温度对维生素C的氧化均有影响。针对维生素C溶液易氧化的特点,在注射液处方设计中应重点考虑怎样延缓药物的氧化分解,通常采取如下措施:① 除氧,尽量减少药物与空气的接触,在配液和灌封中通入惰性气体,用高纯度的氮气或二氧化碳。② 加入抗氧剂。③ 调节溶液pH在合适范围。④ 加入金属离子络合剂。金属离子对药物的氧化反应有强烈的催化作用,当维生素C溶液中含有0.0002 mol/L铜离子时,其氧化速度可以增大$10^4$倍,故常用依地酸钠或依地酸钙钠络合金属离子。

(3) 用碳酸氢钠调节注射液的pH时,应注意缓慢加入,防止液滴飞溅。注射剂灌装后应尽快熔封或严封。

## 五、实验结果及数据处理

记录维生素C注射液的检查结果,并对结果进行分析讨论。

## 六、思考题

(1) 制备易氧化药物的注射液应注意哪些问题?
(2) 制备维生素C注射液为什么要通入二氧化碳?
(3) 制备注射剂的操作要点有哪些?

**拓展阅读**

### 可见异物检查法

可见异物系指存在于注射剂、眼用液体制剂和无菌原料药中,在规定条件下目视可以观测到的不溶性物质,其粒径或长度通常大于50 μm。注射剂、眼用液体制剂应在符合药品生产质量管理规范(GMP)的条件下生产,产品在出厂前应采用适宜的方法逐一检查并同时剔除不合格产品。临用前,需在自然光下目视检查(避免阳光直射),如有可见异物,不得使用。

可见异物检查法有灯检法和光散射法。一般常用灯检法,也可采用光散射法。灯检法不适用的品种,如用深色透明容器包装或液体色泽较深(一般深于各标准比色液7号)的品种可选用光散射法;混悬型、乳状液型注射液和滴眼液不能使用光散射法。实验室检测时应避免引入可见异物。当制备注射用无菌粉末和无菌原料药供试品溶液时,或供试品的容器不适于检查(如透明度不够、不规则形状容器等),需转移至适宜容器中时,均应在B级的洁净环境(如层流净化台)中进行。用于本试验的供试品,必须按规定随机抽样。

### 第一法:灯检法

灯检法应在暗室中进行,检查装置如图12-1所示。

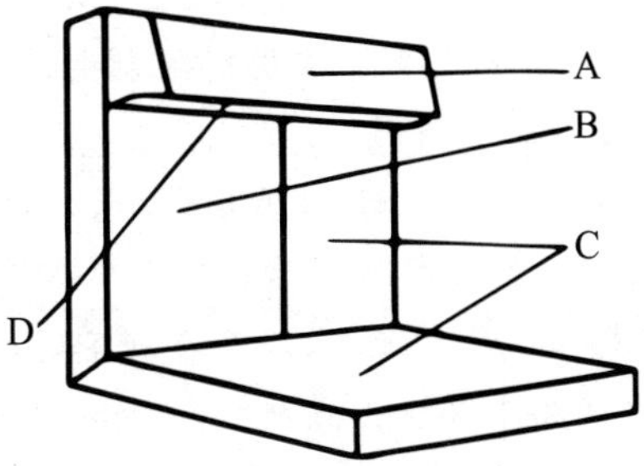


**图12-1　可见异物检查装置**

A. 带有遮光板的日光灯光源(光照度可在1000～4000 lx范围内调节);B. 不反光的黑色背景;C. 不反光的白色背景和底部(供检查有色异物);D. 反光的白色背景(指遮光板内侧)。

检查人员条件:远距离和近距离视力测验,均应为4.9及以上(矫正后视力应为5.0及以上);应无色盲。

检查法:按以下各类供试品的要求,取规定量供试品,除去容器标签,擦净容器外壁,必要时将药液转移至洁净透明的适宜容器内,将供试品置于遮光板边缘处,在明视距离(指供试品至人眼的清晰观测距离,通常为25 cm),手持容器颈部,轻轻旋转和翻转容器(但应避免产生气泡),使药液中可能存在的可见异物悬浮,分别在黑色和白色背景下目视检查,重复观察,总检查时限为20 s。供试品装量每支(瓶)在10 mL及10 mL以下的,每次检查可手持2支(瓶)。50 mL或50 mL以上大容量注射液按直、横、倒三步法旋转检视。供试品溶液中有大量气泡产生影响观察时,需静置足够时间至气泡消失后检查。用无色透明容器包装的无色供试品溶液,检查时被观察供试品所在处的光照度应为1000～1500 lx;用透明塑料容器包装、棕色透明容器包装的供试品或有色供试品溶液,光照度应为2000～3000 lx;混悬型供试品或乳状液,光照度应增加至约4000 lx。

注射液除另有规定外,取供试品20支(瓶),按上述方法检查。注射用无菌制剂除另有规定外,取供试品5支(瓶),用适宜的溶剂和适当的方法使药粉完全溶解后,按上述方法检查。配带有专用溶剂的注射用无菌制剂,应先将专用溶剂按注射液要求检查并符合注射液的规定后,再用其溶解注射用无菌制剂。如经真空处理的供试品,必要时应用适当的方法破其真空,以便于药物溶解。低温冷藏的品种,应先将其放至室温,再进行溶解和检查。无菌原料药除另有规定外,按抽样要求称取各品种制剂项下的最大规格量5份,分别置于洁净透明的适宜容器内,采用适宜的溶剂及适当的方法使药物全部溶解后,按上述方法检查。注射用无菌制剂及无菌原料药所选用的适宜溶剂应无可见异物。如为水溶性药物，一般使用不溶性微粒检查用水进行溶解制备；如使用其他溶剂，则应在各品种正文中明确规定。溶剂量应确保药物溶解完全并便于观察。注射用无菌制剂及无菌原料药溶解所用的适当方法应与其制剂使用说明书中注明的临床使用前处理的方式相同。除振摇外，如需其他辅助条件，则应在各品种正文中明确规定。眼用液体制剂除另有规定外，取供试品20支(瓶)，按上述方法检查。临用前配制的滴眼剂所带的专用溶剂，应先检查合格后，再用其溶解滴眼用制剂。

结果判定：供试品中不得检出金属屑、玻璃屑、长度超过2 mm的纤维、最大粒径超过2 mm的块状物以及静置一定时间后轻轻旋转时肉眼可见的烟雾状微粒沉积物、无法计数的微粒群或摇不散的沉淀，以及在规定时间内较难计数的蛋白质絮状物等明显可见异物。供试品中如检出点状物、2 mm以下的短纤维和块状物等微细可见异物，生化药品或生物制品若检出半透明的小于约1 mm的细小蛋白质絮状物或蛋白质颗粒等微细可见异物，除另有规定外，应分别符合表12-1和表12-2中的规定。

**表12-1 生物制品注射液、滴眼剂结果判定**

| 类别 | 微细可见异物限度 | |
|---|---|---|
| | 初试20支(瓶) | 初、复试40支(瓶) |
| 注射液 | 装量50 mL及以下，每支(瓶)中微细可见异物不得超过3个<br>装量50 mL以上，每支(瓶)中微细可见异物不得超过5个 | 2支(瓶)以上超出，不符合规定 |
| 滴眼剂 | 如仅有1支(瓶)超出，符合规定<br>如检出2支(瓶)超出，复试<br>如检出3支(瓶)及以上超出，不符合规定 | 3支(瓶)以上超出，不符合规定 |

**表12-2 非生物制品注射液、滴眼剂结果判定**

| 类别 | 微细可见异物限度 | |
|---|---|---|
| | 初试20支(瓶) | 初、复试40支(瓶) |
| 静脉用注射液 | 如1支(瓶)检出，复试<br>如2支(瓶)或以上检出，不符合规定 | 超过1支(瓶)检出，不符合规定 |
| 非静脉用注射液 | 如1～2支(瓶)检出，复试<br>如2支(瓶)以上检出，不符合规定 | 超过2支(瓶)检出，不符合规定 |
| 滴眼剂 | 如1支(瓶)检出，符合规定<br>如2～3支(瓶)检出，复试<br>如3支(瓶)以上检出，不符合规定 | 超过3支(瓶)检出，不符合规定 |

既可静脉用也可非静脉用的注射液，以及脑池内、硬膜外、椎管内用的注射液应执行静脉用注射液的标准，混悬液与乳状液仅对明显可见异物进行检查。注射用无菌制剂5支(瓶)检查的供试品中如检出微细可见异物，每支(瓶)中检出微细可见异物的数量应符合表12-3的规定；如有1支(瓶)超出下表中限度规定，另取10支(瓶)同法复试，均应不超出表12-3中限度规定。

**表12-3　注射用无菌制剂结果判定**

| 类　　别 | 每支(瓶)中微细可见异物限度 |
|---|---|
| 复溶体积50 mL及以下生物制品 | ≤3个 |
| 复溶体积50 mL以上生物制品 | ≤5个 |
| 冻干非生物制品 | ≤3个 |
| 非冻干非生物制品 | ≤5个 |

无菌原料药5份检查的供试品中如检出微细可见异物，每份供试品中检出微细可见异物的数量应符合相应注射用无菌制剂的规定；如有1份超出限度规定，另取10份同法复试，均应不超出限度规定。

### 第二法：光散射法

检测原理当一束单色激光照射溶液时，溶液中存在的不溶性物质使入射光发生散射，散射的能量与不溶性物质的大小有关。本方法通过对溶液中不溶性物质引起的光散射能量的测量，并与规定的阈值比较，以检查可见异物。

不溶性物质的光散射能量可通过被采集的图像进行分析。设不溶性物质的光散射能量为$E$，经过光电信号转换，即可用摄像机采集到一个锥体高度为$H$，直径为$D$的相应立体图像。散射能量$E$为$D$和$H$的一个单调函数，即$E=f(D,H)$。同时，假设不溶性物质的光散射强度为$q$，摄像曝光时间为$T$，则又有$E=g(q,T)$。由此可以得出图像中的$D$与$q$、$T$之间的关系为$D=w(q,T)$，也为一个单调函数关系。在测定图像中的$D$值后，即可根据函数曲线计算出不溶性物质的光散射能量。

仪器装置主要由旋瓶装置、激光光源、图像采集器、数据处理系统和终端显示系统组成。

供试品被放置至检测装置后，旋瓶装置使供试品沿垂直中轴线高速旋转一定时间后迅速停止，同时激光光源发出的均匀激光束照射在供试品上；当药液涡流基本消失，瓶内药液因惯性继续旋转，图像采集器在特定角度对旋转药液中悬浮的不溶性物质引起的散射光能量进行连续摄像，采集图像不少于75幅；数据处理系统对采集的序列图像进行处理，然后根据预先设定的阈值自动判定超过一定大小的不溶性物质的有无，或在终端显示器上显示图像供人工判定，同时记录检测结果。

仪器校准仪器应具备自动校准功能，在检测供试品前可采用标准粒子进行校准。除另有规定外,分别用粒径为40 μm和60 μm的标准粒子溶液对仪器进行标定。根据标定结果得到曲线方程并计算出与粒径50 μm相对应的检测像素值。当把检测像素参数设定为与粒径50 μm相对应的数值时,对60 μm的标准粒子溶液测定3次,应均能检出。

检查法:溶液型供试品除另有规定外,取供试品20支(瓶),除去不透明标签,擦净容器外壁,置仪器检测装置上,从仪器提供的菜单中选择与供试品规格相应的测定参数,并根据供试品瓶体大小对参数进行适当调整后,启动仪器,将供试品检测3次并记录检测结果。凡仪器判定有1次不合格者,可用灯检法确认。用深色透明容器包装或液体色泽较深等灯检法检查困难的品种不用灯检法确认。注射用无菌粉末除另有规定外,取供试品5支(瓶),用适宜的溶剂及适当的方法使药物全部溶解后,按上述方法检查。无菌原料粉末除另有规定外,取各品种制剂项下的最大规格量5份,分别置于洁净透明的适宜玻璃容器内,采用适宜的溶剂及适当的方法使药物全部溶解后,按上述方法检查。设置检测参数时,一般情况下取样视窗的左右边线和底线应与瓶体重合,上边线与液面的弯月面成切线;旋转时间应能使液面漩涡到底,以能带动固体物质悬浮并消除气泡;旋瓶停止至摄像启动的时间应尽可能短,但应避免液面漩涡以及气泡的干扰,同时保证摄像启动时固体物质仍在转动。

结果判定同灯检法。

# 实验十三　散剂的制备及评价

## 一、实验目的

(1) 掌握散剂的制备方法。

(2) 掌握等量递增法和打底套色法的操作要点。

(3) 熟悉散剂的质量要求和检查方法。

## 二、实验原理

散剂系指原料药物或与适宜的辅料经粉碎、均匀混合制成的干燥粉末状制剂,属于传统中药剂型之一。散剂按医疗用途和给药途径分类可分为口服散剂(一般溶于或分散于水、稀释液或者其他液体中服用,也可直接用水送服)和局部用散剂(可供皮肤、口腔、咽喉、腔道等处应用,又分为撒布散、调敷散、眼用散、吹入散、袋装散等);按药物组成分类可分为单方散剂(俗称粉)和复方散剂。散剂的外观应干燥、疏松、混合均匀、色泽一致,且装量差异限度、水分及微生物限度应符合规定;一般内服散剂应通过六号筛;儿科或外科用散剂应通过七号筛;煮散剂应通过二号筛;眼用散剂应通过九号筛。

散剂的特点为“散者散也,去急病用之”,意即其发挥药效较快,宜于治疗急证。这是因为散剂粒径小、比表面积较大,从而具有易分散,奏效快的特点;外用散剂撒布于创面皮肤有一定保护作用;此外散剂制备工艺简单,质量易于控制,便于婴幼儿服用。散剂亦存在着许多不足之处,由于药物粉碎后,比表面积较大,刺激性和吸湿性也相应增加,所以易吸湿变质的药物、刺激性大的药物、腐蚀性强的药物、含挥发性成分较多且剂量较大的不宜制成散剂。散剂中的常用辅料主要包括稀释剂和吸收剂,如乳糖、淀粉、糊精、蔗糖、葡萄糖、硫酸钙等。

散剂的制备工艺流程为物料前处理(将物料加工成符合粉碎所要求的粒度和

干燥程度等)、粉碎、过筛、混合、分剂量、质量检查、包装。其中混合是制备复方散剂的重要操作步骤,散剂混合均匀与否,不仅影响产品的外观形态,而且直接影响产品的疗效。常用的混合方法有两种:一是打底套色法,此法是传统中药剂型中药粉混合的一种经验方法,所谓"打底"是指将量少、色深的药粉先放入乳钵中(混合之前应首先用其他色浅、量多的药粉饱和乳钵),再将量多的、色浅的药粉逐渐分次加入乳钵中轻研,使之混合均匀,即是"套色",此法主要侧重色泽,而忽略了粉体粒子等量容易混合均匀的原则。二是等量递增法,该法遵循药物粉末等比、等量容易混合均匀的原则,将量少的组分与等量的其他组分混合均匀后,再加入与混合物等量的其他组分混合,如此倍量增加,始终保持等量,直至将其他组分完全混入为止,该法混合效果好,习惯上又称之为"配研法"。

当处方中药物比例相差悬殊时,应采用等量递增法混合。若各组分的密度相差较大,应将密度小的组分先加入研钵内,再加入密度大的组分进行混合。若组分的色泽相差明显,可用打底套色法混合。含毒药、麻醉药品、精神药品等小剂量药品时,常添加一定比例量的赋形剂制成倍散,剂量在0.01~0.1 g者,可配制10倍散,即1份药物9份稀释剂;剂量在0.01 g以下者,可配制100倍或1000倍散。含共熔成分的散剂是否采用共熔方法制备,应根据共熔后对药理作用的影响及处方中所含其他固体成分的数量多少而定,若共熔后不影响药效或增强其药效,可先共熔后再与其他固体组分吸附混合。处方中含有少量的液体成分,如挥发油、酊剂、流浸膏等,可利用处方中其他固体成分吸收后研匀;处方中含有较多量的液体成分,可另加适量的吸收剂吸收至不显潮湿为度;处方中液体组分量过大,且有效成分为非挥发性,可加热蒸去大部分水分后再以其他固体粉末吸收,或加入固体粉末或吸湿剂后,低温干燥、研匀过筛。

散剂的质量检查项目主要包括粒度、外观均匀度、水分、装量差异、无菌和微生物限度等。

## 三、仪器与材料

### 1. 仪器

电子天平,乳钵,方盘,药匙,标准筛。

### 2. 材料

滑石粉,甘草,朱砂,冰片,薄荷脑,樟脑,氧化锌,硼酸,硼砂,玄明粉。

# 四、实验内容

## （一）益元散

【处方】

| | |
|---|---|
| 滑石粉 | 6 g |
| 甘草 | 1 g |
| 朱砂 | 0.3 g |

【制法】

以上三味，滑石、甘草粉碎成细粉；朱砂水飞成极细粉，与上述粉末配研，过筛，混匀，即得。

【检查】

1. 粒度

取供试品10 g，精密称定，采用单筛分法测定，通过七号筛的粉末重量，不得少于95%。

2. 外观均匀度

检查法取供试品适量，置光滑纸上，平铺约5 $cm^2$，将其表面压平，在亮处观察，应色泽均匀，无花纹与色斑。

【附注】

(1) 本品为浅粉红色的粉末，手捻有润滑感；味甜。

(2) 本品功能与主治为清暑利湿。用于感受暑湿，身热心烦，口渴喜饮，小便短赤。

## （二）痱子粉

【处方】

| | |
|---|---|
| 薄荷脑 | 0.5 g |
| 樟脑 | 0.5 g |
| 硼酸 | 2.5 g |

| | |
|---|---|
| 氧化锌 | 3.0 g |
| 滑石粉 | 43.5 g |

**【制法】**

取薄荷脑、樟脑研磨至液化,加适量滑石粉研匀,依次加氧化锌、硼酸研磨。最后按等量递增法加入剩余的滑石粉研匀,过七号筛,即得。

**【检查】**

1. 粒度

取供试品10 g,精密称定,采用单筛分法测定,通过七号筛的粉末重量,不得少于95%。

2. 外观均匀度

检查法取供试品适量,置光滑纸上,平铺约5 $cm^2$,将其表面压平,在亮处观察,应色泽均匀,无花纹与色斑。

**【附注】**

(1) 本品的功能与主治为对皮肤有吸湿、止痒、消炎等作用。用于治疗痱子、汗疹等。

(2) 处方中薄荷脑和樟脑为低共熔组分,研磨混合时产生液化现象,需先以少量滑石粉吸收后,再与其他组分混匀。处方中樟脑、薄荷脑具有清凉止痒的作用;氧化锌具有收敛的作用;硼酸具有轻微消毒防腐的作用;滑石粉可吸收皮肤表面的水分及油脂,故用于治疗痱子、汗疹等。

## (三) 冰硼散

**【处方】**

| | |
|---|---|
| 冰片 | 50 g |
| 硼砂(煅) | 500 g |
| 朱砂 | 60 g |
| 玄明粉 | 500 g |

**【制法】**

以上四味,朱砂水飞成极细粉,硼砂粉碎成细粉,将冰片研细,与上述粉末及玄明粉配研,过筛,混匀,即得。

【检查】

1. 粒度

取供试品10 g,精密称定,采用单筛分法测定,通过七号筛的粉末重量,不得少于95%。

2. 外观均匀度

检查法取供试品适量,置光滑纸上,平铺约5 $cm^2$,将其表面压平,在亮处观察,应色泽均匀,无花纹与色斑。

【附注】

(1) 本品为粉红色的粉末,气芬香,味辛凉。功能与主治为清热解毒,消肿止痛。用于热毒蕴结所致的咽喉疼痛、牙龈肿痛、口舌生疮。

(2) 硼砂炒后失去结晶水,又称煅月石,有消毒、防腐的作用。玄明粉为芒硝经精制后,风化失去结晶水而得,用途同芒硝,外用治疮肿、丹毒、咽喉口疮,作用较芒硝缓和。冰片即龙脑,外用能消肿止痛,为挥发性药物,故在制备散剂时最后加入,同时密封贮藏,以防成分挥发。混合时取少量玄明粉放于乳钵内先行研磨,以饱和乳钵的表面能,再将朱砂置研钵中,逐渐加入等容积玄明粉研匀,再加入硼砂研匀。

## 五、实验结果及数据处理

将粒度和外观均匀度的实验结果记录于表13-1中。

表13-1　散剂的检查结果

| 产品名称 | 粒度 | 外观均匀度 |
| --- | --- | --- |
| 益元散 | | |
| 痱子粉 | | |
| 冰硼散 | | |

## 六、思考题

（1）打底套色法及等量递增法两种混合方法的特点是什么？

（2）何谓低共熔现象？处方中常见的低共熔组分有哪些？如何制备含低共熔组分的散剂？

（3）散剂处方中如含有少量挥发性液体或流浸膏，应如何制备？

# 实验十四　颗粒剂的制备及评价

## 一、实验目的

（1）掌握颗粒剂的制备方法。

（2）熟悉颗粒剂的质量检查方法。

## 二、实验原理

颗粒剂是指原料药物与适宜的辅料混合制成的具有一定粒度的干燥颗粒状制剂。颗粒剂可分为可溶颗粒(通称为颗粒)、混悬颗粒、泡腾颗粒、肠溶颗粒、缓释颗粒和控释颗粒等。混悬颗粒系指难溶性原料药物与适宜辅料混合制成的颗粒剂，临用前加水或其他适宜的液体振摇即可分散成混悬液。泡腾颗粒系指含有碳酸氢钠和有机酸(一般用枸橼酸、酒石酸)，遇水可放出大量气体而呈泡腾状的颗粒剂，泡腾颗粒中的原料药物应是易溶性的，加水产生气泡后应能溶解。肠溶颗粒系指采用肠溶材料包裹颗粒或其他适宜方法制成的颗粒剂，肠溶颗粒耐胃酸而在肠液中释放活性成分或控制药物在肠道内定位释放，可防止药物在胃内分解失效，避免对胃的刺激。缓释颗粒系指在规定的释放介质中缓慢地非恒速释放药物的颗粒剂。控释颗粒系指在规定的释放介质中缓慢地恒速释放药物的颗粒剂。

根据需要颗粒剂可加入适宜的辅料，如稀释剂、黏合剂、分散剂、着色剂以及矫味剂等，有时也可加入崩解剂。常用的稀释剂有淀粉、蔗糖、乳糖、糊剂等。常用的黏合剂有淀粉浆、纤维素衍生物等。在中药颗粒剂中由于中药提取物常含有一定的黏性物质，经常用水或乙醇-水的混合液作为润湿剂进行制粒，不需加入黏合剂。颗粒剂的外观应干燥、色泽一致，无吸潮、结块、潮解等现象，不得有焦屑等异物。可溶性颗粒剂应全部溶化或可允许有轻微浑浊，混悬性颗粒剂应能混悬均匀，泡腾性颗粒剂遇水应立即产生二氧化碳，并呈泡腾状。

颗粒剂通常采用湿法制粒和干法制粒等方法制备。在实验室小量制备中多使用湿法制粒,通过手工制粒筛进行挤出制粒。采用挤出制粒法制备颗粒剂的关键是控制软材的质量,一般要求"手握成团,轻压即散"。湿颗粒制成后,应及时干燥,干燥温度应逐渐上升,一般控制在60～80 ℃。将干燥后的颗粒通过一号筛除去大颗粒,再通过四号筛除去细小颗粒或细粉,筛下的细小颗粒和细粉可重新制粒,或并入下次同一批号药粉中,混匀制粒;整粒可将干燥过程中发生的因湿颗粒结块、粘连等形成的颗粒积聚而分离,同时使颗粒剂粒度符合规定要求。中药饮片应按各品种项下规定的方法进行提取、纯化、浓缩成规定的清膏,采用适宜的方法干燥并制成细粉,加适量辅料或饮片细粉,混匀并制成颗粒;也可将清膏加适量辅料或饮片细粉,混匀并制成颗粒。挥发油应均匀喷入干燥颗粒中,密闭至规定时间,或用包合等技术处理后加入。为了防潮、掩盖原料药物的不良气味,也可对颗粒进行包衣。必要时,包衣颗粒应检查残留溶剂。

颗粒剂的包装材料可用复合铝塑袋、铝箔袋、塑料袋、塑料瓶等,且包装后的制剂应干燥贮藏,防止受潮。颗粒剂的质量检查项目主要包括粒度、溶化性、干燥失重、装量差异以及微生物限度等。

## 三、仪器与材料

1. 仪器

量筒,烧杯,漏斗,研钵,瓷盘,药筛等。

2. 材料

板蓝根,糊精,蔗糖,乙醇,维生素C,糊精,可溶性淀粉,酒石酸。

## 四、实验内容

### (一) 板蓝根颗粒

**【处方】**

| | |
|---|---|
| 板蓝根 | 50 g |
| 糊精 | 10 g |

| | |
|---|---|
| 蔗糖 | 30 g |
| 95%乙醇 | 适量 |

【制法】

取50 g板蓝根药材，加入3倍量水，浸泡30 min，煎煮2次，首次2 h，过滤，保留滤液。药渣加3倍量水煎煮1 h，过滤后合并滤液，浓缩至相对密度约为1.20(50 ℃)的清膏，加入95%的乙醇使含醇量达60%，静置使其沉淀。取上清液，加热浓缩至10 mL清膏备用。将处方量的蔗糖粉、糊精与清膏混匀后，制成"手握成团，轻压即散"的软材，如需要，可加入适量95%乙醇。将所制的软材过14目筛制湿颗粒，湿颗粒于60 ℃烘箱干燥30 min后，分别过一号筛和四号筛整粒。

【检查】

1. 性状

颗粒应干燥、均匀、色泽一致，无吸潮、软化、结块、潮解等现象。

2. 粒度

取本品5袋，称定重量，置于一号药筛内，过筛时，筛保持水平状态，左右往返轻轻筛动，边筛动边拍打3 min，取不能通过一号筛和能通过五号筛的颗粒及粉末，称定重量，计算其所占百分比，要求不能通过一号筛与能通过五号筛的总和不得超过供试量的15%。

3. 溶化性

取供试品10 g，加热水200 mL，搅拌5 min，可溶性颗粒应全部溶化，允许有轻微混浊，但不得有异物。

【附注】

板蓝根颗粒的功能与主治为清热解毒，凉血利咽。用于肺胃热盛所致的咽喉肿痛、口咽干燥；急性扁桃体炎见上述证候者。

## （二）维生素C颗粒

【处方】

| | |
|---|---|
| 维生素C | 2.5 g |
| 糊精 | 25 g |
| 可溶性淀粉 | 22.5 g |

| | |
|---|---|
| 酒石酸 | 0.25 g |
| 50%乙醇 | 适量 |

**【制法】**

将维生素C过100目药筛，糊精、可溶性淀粉过80目药筛，按等量递增法将维生素C与糊精、可溶性淀粉混匀，再将酒石酸溶于50%乙醇中，分次加入上述混合物中，混匀，制软材，过12目尼龙筛制粒，60 ℃以下干燥30 min，整粒后即得。

**【检查】**

1. 性状

颗粒应干燥、均匀、色泽一致，无吸潮、软化、结块、潮解等现象。

2. 粒度

取本品5袋，称定重量，置于一号药筛内，过筛时，筛保持水平状态，左右往返轻轻筛动，边筛动边拍打3 min，取不能通过一号筛和能通过五号筛的颗粒及粉末，称定重量，计算其所占百分比，要求不能通过一号筛与能通过五号筛的总和不得超过供试量的15%。

3. 溶化性

取供试品10 g，加热水200 mL，搅拌5 min，可溶性颗粒应全部溶化，允许有轻微混浊，但不得有异物。

**【附注】**

维生素C颗粒主要用于防治由维生素C缺乏引起的疾病。维生素C用量较小，故混合时应采用等量递增法（又称配研法），以保证混合均匀。维生素C易氧化分解变色，制粒时间应尽量缩短，并用稀乙醇作润湿剂制粒，于较低温度下干燥，且应避免与金属器皿接触，并加入酒石酸（或用枸橼酸代替）作为金属离子螯合剂。

## 五、实验结果及数据处理

将性状、粒度和溶化性实验结果记录于表14-1中。

表 14-1　颗粒剂的质量检查结果

| 品名 | 性状 | 粒度 | 溶化性 |
| --- | --- | --- | --- |
| 板蓝根颗粒 | | | |
| 维生素C颗粒 | | | |

## 六、思考题

(1) 湿法制粒的操作要点是什么?

(2) 维生素C颗粒的制备、运输和贮存过程中有哪些注意事项?

# 实验十五　胶囊剂的制备及评价

## 一、实验目的

(1) 掌握硬胶囊剂的制备方法及操作要点。

(2) 熟悉胶囊剂的分类、特点及质量要求。

(3) 了解硬胶囊剂的填充方法。

## 二、实验原理

胶囊剂系指原料药物或与适宜辅料充填于空心胶囊或密封于软质囊材中制成的固体制剂。根据胶囊剂的硬度与溶解和释放特性,可将胶囊剂分为硬胶囊、软胶囊、肠溶胶囊、控释胶囊和缓释胶囊。硬胶囊系指采用适宜的制剂技术,将原料药物或加适宜辅料制成的均匀粉末、颗粒、小片、小丸、半固体或液体等,充填于空心胶囊中的胶囊剂。软胶囊系指将一定量的液体原料药物直接包封,或将固体原料药物溶解或分散在适宜的辅料中制备成溶液、混悬液、乳状液或半固体,密封于软质囊材中的胶囊剂。肠溶胶囊系指用肠溶材料包衣的颗粒或小丸充填于胶囊而制成的硬胶囊,或用适宜的肠溶材料制备而得的硬胶囊或软胶囊,其不溶于胃液,但能在肠液中崩解而释放活性成分。

胶囊剂可掩盖药物的不良气味、提高药物的稳定性、定时定位释放药物、弥补其他固体剂型的不足。但由于胶囊剂外壳主要组分是水溶性明胶,因此有些药物不宜制成胶囊剂,通常不宜制成胶囊剂的药物有:① 能溶解胶囊壁的药物水溶液或乙醇溶液;② 氯化物、溴化物等易溶性药物;③ 胃刺激性强的药物;④ 易风化或易吸湿的药物。

胶囊剂的质量要求主要包括:① 胶囊剂应整洁、不黏结、不变形、无破裂、无异臭;② 填充小剂量药物前,应先用适宜稀释剂稀释,混合均匀;③ 硬胶囊剂的内容物应干燥、疏松、混合均匀；④ 硬胶囊的装量差异、崩解时间及硬胶囊剂的水分含量必须符合有关规定。

硬胶囊剂的一般制备工艺流程主要包括填充物料的准备、空胶囊的选择、药物的填充、清洁与上光。药物通过粉碎等操作处理后就能满足填充要求，即可直接填充；但多数药物由于流动性差等方面的原因，需加入一定的稀释剂、润滑剂等辅料或制粒后方可填充。空胶囊共有八种规格，由大到小依次为000、00、0、1、2、3、4、5号，空胶囊选择时一般凭经验与试装确定，常用方法是先测定待填充物料的堆密度，然后根据应装剂量计算该物料的容积，来决定应选胶囊规格。药物填充的操作步骤包括分离胶囊帽、填充内容物、除去过多的粉末、套合囊帽(必要时密封胶囊)；硬胶囊大量生产可用全自动胶囊充填机充填药物，小量试制可用胶囊充填板或手工充填药物。填充好的胶囊使用胶囊抛光机清除吸附在胶囊外壁上的细粉，使胶囊光洁。少量制备也可用布擦拭去除。

胶囊剂的质量检查项目主要包括：外观、装量差异、崩解时限、含量测定、水分、微生物限度等项目。

## 三、仪器与材料

### 1. 仪器

手工胶囊充填板，全自动胶囊充填机等。

### 2. 材料

0号空心胶囊，对乙酰氨基酚，糖粉，淀粉，糊精等。

## 四、实验内容

### 对乙酰氨基酚胶囊

**【处方】**

| | |
|---|---|
| 对乙酰氨基酚 | 10 g |
| 淀粉 | 18 g |
| 糊精 | 15 g |
| 糖粉 | 5 g |

【制法】

称取对乙酰氨基酚与淀粉、糖粉、糊精混匀，加30%～40%乙醇适量制备软材，过16目筛制粒，湿颗粒于40～60 ℃干燥30 min后，再经16目筛整粒，将此颗粒通过胶囊充填板填充入0号硬胶囊中，制得20粒，即得。

【检查】

1. 外观性状

胶囊剂应整洁，不得有黏结、变形或破裂现象，并应无异臭。

2. 装量差异

取对乙酰氨基酚胶囊20粒，分别精密称定重量，倾出内容物（不得损失囊壳），用小刷刷干净，再分别称定囊壳重量，求出每粒的装量与平均装量。每粒的装量与平均装量相比较，超出装量差异限度的胶囊不得多于2粒，并不得有1粒超出限度的1倍。胶囊剂的装量差异限度如表15-1所示。

表15-1　胶囊剂装量差异限度

| 平均装量或标示装量 | 装量差异限度 |
|---|---|
| 0.30 g以下 | ±10% |
| 0.30 g或0.30 g以上 | ±7.5% |

3. 崩解时限

取对乙酰氨基酚胶囊6粒，按照崩解时限检查法进行，如胶囊漂浮于液面，可加挡板，硬胶囊应在30 min内全部崩解。如有1粒不能完全崩解，应另取6粒复试，均应符合规定。

【附注】

对乙酰氨基酚胶囊主要用于普通感冒或流行性感冒引起的发热，也用于缓解轻至中度疼痛如头痛、关节痛、偏头痛、牙痛、肌肉痛、神经痛、痛经。

## 五、实验结果及数据处理

记录对乙酰氨基酚胶囊的外观性状检查结果，并将对乙酰氨基酚胶囊的装量差异和崩解时限检查结果分别填于表15-2和表15-3。

表 15-2　装量差异的检查结果

| 编号 | 空胶囊重（mg） | 填充后重（mg） | 编号 | 空胶囊重（mg） | 填充后重（mg） |
|---|---|---|---|---|---|
| 1 | | | 11 | | |
| 2 | | | 12 | | |
| 3 | | | 13 | | |
| 4 | | | 14 | | |
| 5 | | | 15 | | |
| 6 | | | 16 | | |
| 7 | | | 17 | | |
| 8 | | | 18 | | |
| 9 | | | 19 | | |
| 10 | | | 20 | | |

表 15-3　崩解时限的测定结果

| 编号 | 1 | 2 | 3 | 4 | 5 | 6 |
|---|---|---|---|---|---|---|
| 崩解时限(min) | | | | | | |

## 六、思考题

(1) 胶囊剂的主要特点包括哪些？

(2) 硬胶囊剂制备过程中容易出现哪些质量问题及解决办法是什么？

(3) 哪些药物不适于制成硬胶囊剂？

# 实验十六　片剂的制备及评价

## 一、实验目的

（1）掌握片剂的常用制备方法。

（2）熟悉片剂的质量要求和常用质量检查方法。

（3）了解压片机、硬度计等常用仪器设备的使用方法。

## 二、实验原理

片剂系指原料药物与适宜的辅料制成的圆形或异形的片状固体制剂。片剂以口服普通片为主，另有含片、舌下片、口腔贴片、咀嚼片、分散片、可溶片、泡腾片、阴道片、缓控释片、肠溶片以及口崩片等。片剂是临床应用非常广泛的剂型之一，具有剂量准确、质量稳定、服用方便、成本低等优点，但对于儿童和昏迷患者来说不易吞服，且片剂经过压缩成型，其生物利用度一般较低。

片剂的质量要求主要包括：外观应完整光洁，色泽均匀；具有适宜的硬度，以免在包装、贮运过程中发生磨损或破碎；含量准确，重量差异符合检查要求；崩解度或溶出度符合要求；小剂量药物或作用剧烈的药物应符合含量均匀度的检查要求；符合微生物限度要求。

片剂中常用辅料主要包括填充剂（稀释剂和吸收剂）、润湿剂、黏合剂、崩解剂及润滑剂等。填充剂的主要作用是用来填充片剂的重量或体积，从而便于压片，常用的填充剂有淀粉类、糖类、纤维素类和无机盐类等。润湿剂和黏合剂具有使固体粉末黏结成粒的作用；本身无黏性，但能润湿并诱导物料黏性的液体称为润湿剂，如纯化水、乙醇等，适用于具有一定黏性的物料制粒；本身具有黏性，能增加粉体间的黏合作用，以利于制粒和压片的辅料称为黏合剂，适用于没有黏性或黏性不足的物料制粒压片，如淀粉浆、羟丙甲纤维素、聚维酮、羟丙基纤维素、甲基纤维素和乙基纤维素等。崩解剂是使片剂在胃肠液中迅速裂碎成细小颗粒的物质，其作用机理主要包括毛细管作用、膨胀作用、产气作用以及润湿热等，常用的崩解剂有干燥淀粉、羧甲基淀粉钠、低取代羟丙基纤维素、泡腾崩解剂等；崩解剂的加入方法主要有三种：内加法（与处方粉料混合在一起制成颗粒），外加法（与已干燥的颗粒混合后压片），内外加法（一部分与处方粉料混合在一起制成颗粒，另一部分加在已干燥的颗粒中，混匀压片）。润滑剂是一个广义的概念，是助流剂、抗黏剂和润滑剂（狭义）的总称；助流剂是降低颗粒之间摩擦力从而改善粉末流动性的物质，抗黏剂是防止物料黏着于冲头表面的物质，润滑剂（狭义）是降低药片与冲模孔壁之间摩擦力的物质，这是真正意义上的润滑剂；常用的润滑剂有硬脂酸镁、滑石粉、氢化植物油、硬脂酸、聚乙二醇、十二烷基硫酸镁、微粉硅胶等。除上述辅料外，片剂中还可加入矫味剂、着色剂等辅料以改善口味和外观。

片剂的制备方法主要包括湿法制粒压片法、干法制粒压片法、粉末直接压片法和半干式颗粒（空白颗粒）压片法等，其中应用最广泛的是湿法制粒压片法，主要适用于对湿、热稳定的药物，其制备工艺流程如下：

### 1. 原辅料前处理

主药和辅料必须符合规定要求，特别是难溶性药物，必须有足够的粉碎度，以保证和辅料混匀及溶出度符合要求。主药与辅料是否充分混合均匀与操作方法有关，若药物量小，与辅料相差悬殊，用等量递加法（配研法）混合。中药原料品种多、性质各异、成分复杂，故一般均需处理后才可用于片剂的制备。

### 2. 制软材

将药物和适宜的辅料混合均匀后，加入适量的黏合剂或润湿剂，采用适当的方法混匀后即得软材。黏合剂或润湿剂的用量是操作的关键。在实验中一般凭经验掌握，即以“握之成团，轻压即散”为度。

### 3. 制湿颗粒

实验室制备通常采用传统的过筛挤压制粒法制备湿颗粒。工业生产中，多采用流化床制粒、喷雾干燥制粒、高速搅拌制粒等现代化的制粒技术。

### 4. 干燥

制好的湿颗粒应尽快干燥，干燥温度由物料的性质而定，一般为50～60 ℃，对湿热稳定者可适当提高。干燥时颗粒不要铺得太厚，以免干燥时间过长，药物易被破坏。

5. 整粒

湿颗粒干燥后往往粘连结块，因此干燥后需过筛整粒以便将粘连的颗粒散开，整粒用筛的孔径与制粒时所用筛孔相同或略小。整粒后加入润滑剂和需外加法加入的崩解剂，混匀。

6. 压片

计算片重后，使用单冲压片机或者旋转式压片机进行压片。

制备的片剂需按照《中国药典》的相关规定进行质量检查，主要包括外观性状、重量差异、硬度和脆碎度、崩解时限、溶出度或释放度以及含量均匀度等。

## 三、仪器和材料

1. 仪器

单冲压片机（旋转式压片机），烘箱，电子天平，崩解仪，片剂硬度测定仪，脆碎度测定仪，搪瓷盘，药筛等。

2. 材料

维生素C，乙酰水杨酸，糊精，淀粉，乙醇，乳糖，枸橼酸，酒石酸，滑石粉，硬脂酸镁等。

## 四、实验内容与操作

### （一）阿司匹林片

**【处方】**

| | |
|---|---|
| 乙酰水杨酸 | 20 g |
| 淀粉 | 2 g |
| 枸橼酸 | 适量 |
| 10%淀粉浆 | 适量 |
| 滑石粉 | 1 g |

【制法】

(1) 称取0.2 g枸橼酸,溶于20 mL纯化水中,再加入2 g淀粉搅拌分散均匀,加热糊化,即得10%淀粉浆。

(2) 取处方量的乙酰水杨酸细粉,采用等量递加法与淀粉混合均匀,加淀粉浆适量制备软材,过16目筛制粒,将湿颗粒于40～60 ℃干燥,过16目筛整粒,与滑石粉混匀后压片,即得。

【检查】

1. 外观

检查片剂是否完整光洁,色泽是否均匀一致。

2. 重量差异

取20片精密称定重量,求得平均片重,再称定各片的重量,计算片重差异,超过重量差异限度的药片不得多于2片,并不得有1片超过限度的1倍。《中国药典》规定,0.3 g以下的药片的重量差异限度在±7.5%以内,0.3 g或0.3 g以上的药片为±5%以内。

3. 崩解时限

取供试品6片,分别置崩解仪吊篮的玻璃管中,每管各加1片,吊篮浸入盛有(37±1)℃纯化水的1000 mL烧杯中,启动崩解仪进行检查,从片剂置于玻璃管时开始计时,至片剂全部崩解成碎片并全部通过管底筛网止,该时间即为该片剂的崩解时间,各片均应在15 min内全部崩解。如有1片不能完全崩解,应另取6片复试,均应符合规定。

4. 硬度

取供试品6片,使用硬度计或片剂四用测定仪测定其硬度。

5. 脆碎度

片重为0.65 g或以下者取若干片,使其总重约为6.5 g;片重大于0.65 g者取10片。用吹风机吹去片剂脱落的粉末,精密称重,置于圆筒中,转动100次,取出,同法除去粉末,精密称重,减失重量不得超过1%,且不得检出断裂、龟裂及粉碎的片。本试验一般仅做1次。如减失重量超过1%,应复测2次,3次的平均减失重量不得超过1%,并不得检出断裂、龟裂及粉碎的片。

【附注】

(1) 乙酰水杨酸在润湿状态下遇铁器易变色,呈淡红色,因此,应尽量避免铁器,如过筛时宜用尼龙筛网,并迅速干燥。

(2) 在实验室中配制淀粉浆,若用直火时,需不停搅拌,防止焦化而使压片时片面产生黑点。浆的糊化程度以呈乳白色为宜,制粒干燥后,颗粒不易松散。加浆的温度,以温浆为宜,温度太高不利药物稳定,并易使崩解剂淀粉糊化而降低崩解作用;温度太低不易分散均匀。

## (二) 维生素C片

【处方】

| | |
|---|---|
| 维生素C | 200 g |
| 乳糖 | 80 g |
| 糊精 | 120 g |
| 酒石酸 | 4 g |
| 50%乙醇 | 适量 |
| 硬脂酸镁 | 3 g |

【制法】

取维生素C、乳糖、糊精混合均匀,将酒石酸溶于50%乙醇中后加入适量至混合物料中,搅拌混匀制软材,过18~20目筛制湿颗粒,将湿颗粒于60~70 ℃干燥,干颗粒过18~20目筛整粒,加入硬脂酸镁混合均匀后压片即得。

【检查】

1. 外观

检查片剂是否完整光洁,色泽是否均匀一致。

2. 重量差异

取20片精密称定重量,求得平均片重,再称定各片的重量,计算片重差异,超过重量差异限度的药片不得多于2片,并不得有1片超过限度的1倍。《中国药典》规定,0.3 g以下的药片的重量差异限度在±7.5%以内,0.3 g或0.3 g以上者为±5%以内。

3. 崩解时限

取供试品6片，分别置崩解仪吊篮的玻璃管中，每管各加1片，吊篮浸入盛有(37±1)℃纯化水的1000 mL烧杯中，启动崩解仪进行检查，从片剂置于玻璃管时开始计时，至片剂全部崩解成碎片并全部通过管底筛网止，该时间即为该片剂的崩解时间，各片均应在15 min内全部崩解。如有1片不能完全崩解，应另取6片复试，均应符合规定。

4. 硬度

取供试品6片，使用硬度计或片剂四用测定仪测定其硬度。

5. 脆碎度

片重为0.65 g或以下者取若干片，使其总重约为6.5 g；片重大于0.65 g者取10片。用吹风机吹去片剂脱落的粉末，精密称重，置于圆筒中，转动100次，取出，同法除去粉末，精密称重，减失重量不得超过1%，且不得检出断裂、龟裂及粉碎的片。本试验一般仅做1次。如减失重量超过1%，应复测2次，3次的平均减失重量不得超过1%，并不得检出断裂、龟裂及粉碎的片。

**【附注】**

维生素C易氧化分解变质，制粒时间应尽量缩短，干燥温度不宜太高，且应避免与金属器皿接触，加入酒石酸作为稳定剂，也可用枸橼酸代替。由于酒石酸的量小，为混合均匀，宜先溶于适量润湿剂50%乙醇中。

## 五、实验结果及数据处理

将片剂常规质量检查中的各项检查结果分别记录于表16-1、表16-2和表16-3中。

**表16-1　重量差异测定结果**

| 编号 | 片重(g) | 编号 | 片重(g) |
|---|---|---|---|
| 1 | | 11 | |
| 2 | | 12 | |
| 3 | | 13 | |

续表

| 编号 | 片重(g) | 编号 | 片重(g) |
|---|---|---|---|
| 4 | | 14 | |
| 5 | | 15 | |
| 6 | | 16 | |
| 7 | | 17 | |
| 8 | | 18 | |
| 9 | | 19 | |
| 10 | | 20 | |

平均片重：
*RSD*＝
评价及原因分析：

**表16-2　崩解时限及硬度测定结果**

| 编号 | 1 | 2 | 3 | 4 | 5 | 6 |
|---|---|---|---|---|---|---|
| 硬度(kg) | | | | | | |
| 崩解时限(min) | | | | | | |

**表16-3　脆碎度的测定结果**

| 编号 | 片重1(g) | 片重2(g) | 减失重量百分比 | 是否断裂、龟裂或粉碎片 |
|---|---|---|---|---|
| 1 | | | | |
| 2 | | | | |
| 3 | | | | |

## 六、思考题

(1) 导致片剂重量差异和崩解时限不合格的主要原因和解决方法分别是什么?

(2) 维生素C片的处方中为什么要加入酒石酸?

(3) 配制10%淀粉浆,为何要先将淀粉加热,稍冷后再使用?

# 实验十七　滴丸的制备

## 一、实验目的

(1) 掌握滴制法制备滴丸的操作要点。

(2) 掌握冷凝剂选择的主要原则。

(3) 熟悉影响滴丸质量的主要因素及其控制方法。

## 二、实验原理

滴丸是指原料药物与适宜的基质加热熔融混匀,滴入不相混溶、互不作用的冷凝介质中制成的球形或类球形制剂。滴丸的制备,实际上是利用固体分散技术来制备丸剂,由于药物呈高度分散状态,增加了药物的溶解度和溶出速率,可提高药物的生物利用度。

滴丸可以利用不同性质的基质以控制药物的释放速度。目前常用基质可分为水溶性与非水溶性两大类。水溶性基质包括聚乙二醇类(如聚乙二醇6000、聚乙二醇4000等)、泊洛沙姆、硬脂酸聚烃氧(40)酯、明胶等,其中聚乙二醇6000、聚乙二醇4000较常用,PEG4000的熔点为50~58 ℃,PEG6000的熔点为55~63 ℃,毒性小,对药物溶解性能较好,易溶于水和多种有机溶剂,能显著提高药物的溶出速率。非水溶性基质包括硬脂酸、单硬脂酸甘油酯、氢化植物油等,可使药物缓慢释放,也可与水溶性基质合用,以调节药物的溶出速率。

冷凝介质必须安全无害,不溶解主药和基质,且与原料药物不发生作用。冷凝介质的密度与液滴密度应相近,可使滴丸在冷凝介质中缓缓下沉或上浮,以使其充分凝固,丸形圆整。因此选择冷凝介质时,如为水溶性基质应选用非水溶性冷凝介质,如为非水溶性基质则应选用水溶性冷凝介质。常用的冷凝介质包括液状石蜡、植物油、甲基硅油和水等。

滴丸通常采用滴制法制备，生产中常用滴丸机进行批量生产，根据药物与基质的性质，以及滴丸与冷凝液相对密度的差异，可选用由上向下滴或由下向上滴的滴制设备。滴丸的主要质量评价指标包括外观、重量差异和溶散时限等。

## 三、仪器与材料

1. 仪器

恒温水浴锅，滴丸机，电子天平，崩解时限测定仪，干燥器等。

2. 材料

氯霉素，聚乙二醇6000，二甲基硅油。

## 四、实验内容

### 氯霉素滴丸

**【处方】**

| | |
|---|---|
| 氯霉素 | 20 g |
| 聚乙二醇6000 | 40 g |

**【制法】**

按处方称取40 g聚乙二醇6000于烧杯中，在水浴上加热熔化，加入氯霉素20 g，搅拌使溶解，80 ℃保温，置滴丸机的贮液筒内，控制滴速，滴入二甲基硅油冷凝液内，收集滴丸，沥净，用滤纸擦去丸上二甲基硅油，放置于硅胶干燥器中(或自然干燥)，24 h后，称重，计算得率。

**【检查】**

1. 外观

应大小均匀、色泽一致，无粘连现象。

2. 重量差异

取供试品20丸，精密称定总重量，求得平均丸重后，再分别精密称定每丸的重量。每丸重量与标示丸重相比较（无标示丸重的，与平均丸重比较），按表17-1中的规定，超出重量差异限度的不得多于2丸，并不得有1丸超出限度1倍。

**表17-1　滴丸重量差异限度表**

| 标示丸重或平均丸重 | 重量差异限度 |
|---|---|
| 0.03 g及0.03 g以下 | ±15% |
| 0.03 g以上至0.1 g | ±12% |
| 0.1 g以上至0.3 g | ±10% |
| 0.3 g以上 | ±7.5% |

3. 溶散时限

取供试品6丸，选择适当孔径筛网的吊篮（丸剂直径在2.5 mm以下的用孔径约0.42 mm的筛网；在2.5～3.5 mm范围的用孔径约1.0 mm的筛网；在3.5 mm以上的用孔径约2.0 mm的筛网），照崩解时限检查法片剂项下的方法不加挡板检查，应在30 min内全部溶散，包衣滴丸应在1 h内全部溶散。如有细小颗粒状物未通过筛网，但已软化且无硬心者可按符合规定论。

**【附注】**

（1）滴制时药液温度不得低于80 ℃，否则在滴口易凝固，不易滴下。

（2）冷凝液的温度控制在−2～−3 ℃为好，温度过高时，液滴来不及完全凝固而容易粘连在一起。

## 五、实验结果及处理

（1）描述滴丸的外观性状。

（2）记录并分析滴丸的重量差异和溶散时限测定结果。

## 六、思考题

（1）滴丸在药物的溶出释放行为有何特点？

（2）影响滴丸制备与质量的关键因素有哪些？在实际操作中是如何控制的？

# 实验十八　软膏剂与乳膏剂的制备

## 一、实验目的

(1) 掌握软膏剂和乳膏剂的制备方法和操作注意事项。
(2) 熟悉软膏剂和乳膏剂的常用基质种类。
(3) 了解软膏剂与乳膏剂常用质量评定方法。

## 二、实验原理

软膏剂系指原料药物与油脂性或水溶性基质混合制成的均匀的半固体外用制剂。按照药物在基质中的分散状态不同,软膏剂有溶液型和混悬型之分。溶液型软膏剂为药物溶解(或共熔)于基质或基质组分之中制成的软膏剂;混悬型软膏剂为药粉均匀地分散于基质中制成的软膏剂。乳膏剂系指原料药物溶解或分散于乳剂型基质中形成的均匀半固体外用制剂。软膏剂与乳膏剂具有热敏性与触变性,使得软膏剂与乳膏剂可以长时间内紧贴、黏附或铺展在用药部位,既可以保护、润滑皮肤,发挥局部治疗作用,也可以发挥全身作用。

软膏剂和乳膏剂的质量要求主要包括:应具有适当的黏稠度;应易涂布于皮肤或黏膜上;对黏膜和皮肤无刺激性、过敏性及其他不良反应;不融化,黏稠度随季节变化应很小;应无酸败、异臭、变色、变硬等变质现象;用于大面积烧伤时,应无菌;乳膏剂不得有油水分离及胀气现象。

软膏剂和乳膏剂主要由药物和基质组成,也可根据需要加入保湿剂、防腐剂、抗氧剂以及透皮促进剂,以改善其性质。基质不仅是赋形剂,同时也是药物载体,对软膏剂和乳膏剂的质量及其药物的释放与吸收都有重要作用。软膏剂和乳膏剂基质的主要要求包括:润滑无刺激性,稠度适宜,易于涂布;性质稳定,不与主药发生配伍变化;吸水性良好,能吸收伤口分泌物;不妨碍皮肤的生理功能,具有良好释药性能；易洗除，不污染衣物。软膏剂基质可分为油脂性基质和水溶性基质。油脂性基质常用的有凡士林、石蜡、液状石蜡、硅油、蜂蜡、硬脂酸、羊毛脂等，其中液状石蜡、羊毛脂多用于调节软膏稠度；水溶性基质主要有聚乙二醇、纤维素衍生物、聚丙烯酸等。乳膏剂的基质可分为水包油型乳膏剂基质和油包水型乳膏剂基质，水包油型乳膏剂基质常用的乳化剂有钠皂、三乙醇胺皂类、脂肪醇硫酸（酯）钠类和聚山梨酯类；油包水型乳膏剂基质常用的乳化剂有钙皂、羊毛脂、单硬脂酸甘油酯、脂肪醇等。

软膏剂的制备方法主要有研磨法和熔融法。研磨法，即先取药物与部分基质或适宜液体研磨成细腻糊状，再递加其余基质研匀（取少许涂布于手背上无颗粒感）。熔融法，即溶于基质中的药物可直接加到融化的基质中，不溶性药物细粉可筛入熔化或软化的基质中，搅匀至冷凝即得。当软膏基质稠度适中，在常温下通过研磨即能与药物均匀混合，可用研磨法。当软膏基质在常温下不能均匀混合，或主药可溶于基质，或药材必须用基质加热浸取其有效成分，多采用熔融法。乳膏剂采用乳化法制备，即将油溶性成分加热至70～80 ℃使其熔化（必要时可用筛网过滤），另将水溶性成分溶于水，加热至较油溶性成分相同或略高温度时，将水溶性成分慢慢加入油溶性成分中，边加边搅至冷凝即得。

软膏剂与乳膏剂的质量评价主要包括：药物含量测定，物理性状检测，刺激性、稳定性检测，装量检查，微生物限度检查以及药物释放、吸收的评定。用于烧伤或严重创伤的软膏剂与乳膏剂应进行无菌检查，混悬型软膏剂应进行粒度检查。

## 三、仪器与材料

1. 仪器

分析天平，量筒，乳钵，烧杯，有柄坩埚，恒温水浴锅等。

2. 材料

硬脂酸，氢氧化钾，甘油，香精，水杨酸，液状石蜡，白凡士林，十八醇，单硬脂酸甘油酯，十二烷基硫酸钠，苯甲酸钠，司盘-40（山梨醇酐单棕榈酸酯），聚山梨酯-80，石蜡，羧甲基纤维素钠，丹皮酚，三乙醇胺，羊毛脂，纯化水等。

# 四、实验内容

## （一）O/W型乳膏剂基质的制备

**【处方】**

| | |
|---|---|
| 硬脂酸 | 20 g |
| 氢氧化钾 | 1.4 g |
| 甘油 | 5 mL |
| 香精 | 适量 |
| 纯化水 | 加至100 g |

**【制法】**

按处方量称取硬脂酸放入有柄坩埚中，置于水浴中加热使其完全熔化并保持温度在80 ℃。将氢氧化钾溶于纯化水，与甘油混合均匀，加热至80 ℃，逐渐加入已熔化的硬脂酸中，不断搅拌至皂化完全，再搅拌冷却至室温，加入香精，搅匀即得。

**【附注】**

水相和油相温度应基本相等，控制在80 ℃左右后再混合。水相和油相混合后，应不停搅拌，直至皂化完全，搅拌越久越充分，制备的基质愈细腻愈白。

## （二）水杨酸软膏剂（油脂性基质）

**【处方】**

| | |
|---|---|
| 水杨酸 | 0.5 g |
| 液状石蜡 | 0.5 g |
| 白凡士林 | 加至10 g |

**【制法】**

取水杨酸置于研钵中研成细粉，加入液状石蜡研成糊状，再分次加入白凡士林混合，研匀即得。

**【附注】**

(1) 水杨酸为固体药物，应先研成细粉，过六号筛备用。

(2) 该软膏制备及贮存时应避免与金属器具接触,以防药物变色。

(3) 处方中白凡士林基质的稠度可根据气温用液体或固体石蜡调节。

## (三) 水杨酸乳膏剂(O/W型)

**【处方】**

| | |
|---|---|
| 水杨酸 | 0.5 g |
| 白凡士林 | 1.2 g |
| 甘油 | 0.7 g |
| 十八醇 | 0.8 g |
| 单硬脂酸甘油酯 | 0.2 g |
| 十二烷基硫酸钠 | 0.1 g |
| 苯甲酸钠 | 0.02 g |
| 纯化水 | 6.4 mL |

**【制法】**

白凡士林、十八醇、单硬脂酸甘油酯按处方量称取,加入100 mL烧杯中,置于水浴中加热至约80 ℃使其熔化,作为油相备用。另取甘油、十二烷基硫酸钠、苯甲酸钠和6.4 mL纯化水置于另一小烧杯中,水浴加热至约80 ℃使其溶解,作为水相备用。油相和水相热至同温后,在搅拌条件下缓缓将水相加入到油相之中,继续搅拌冷却至室温,作为乳膏基质备用。水杨酸研成细粉,将上述基质分次加入其中,研匀即得。

**【附注】**

(1) 药物和基质混合时,应采用等量递加混合法分次加入基质,不可一次加完。

(2) 水相或油相制备时温度可维持在70～80 ℃范围,但二者混合时保持同温。

## (四) 水杨酸乳膏剂(W/O型)

**【处方】**

| | |
|---|---|
| 水杨酸 | 0.5 g |
| 单硬脂酸甘油酯 | 1.0 g |
| 液状石蜡 | 5.0 g |
| 司盘-40 | 0.05 g |

| | |
|---|---|
| 聚山梨酯-80 | 0.05 g |
| 石蜡 | 1.0 g |
| 甘油 | 0.7 g |
| 苯甲酸钠 | 0.01 g |
| 纯化水 | 2.5 mL |

**【制法】**

称取单硬脂酸甘油酯、液状石蜡、石蜡、司盘-40分别加入烧杯中，置于水浴中加热至约80 ℃使其熔化，作为油相备用。另取吐温-80、甘油、苯甲酸钠和2.5 mL纯化水加入另一烧杯中，置于水浴中加热至约80 ℃使其溶解，作为水相备用。油相和水相加热至同温后，缓缓将水相加入到油相之中，边加边搅拌，再继续搅拌几分钟，冷却至室温，作为乳膏基质备用。另取水杨酸研成细粉，将上述基质分次加入其中，研匀即得。

**【附注】**

(1) 实验室小量制备时，水相和油相混合后，应向同一个方向搅拌，否则难以制得合格的乳膏剂基质。

(2) 待基质冷却至室温后，再加入水杨酸细粉研匀，以防药物挥发。此外，温度过高时加入，冷却后常会析出粗大结晶，影响乳膏剂质量。

## (五) 水杨酸软膏(水溶性基质)

**【处方】**

| | |
|---|---|
| 水杨酸 | 0.5 g |
| 甘油 | 1.0 g |
| 羧甲基纤维素钠 | 0.6 g |
| 苯甲酸钠 | 0.05 g |
| 纯化水 | 8.4 mL |

**【制法】**

取羧甲基纤维素钠置于研钵中，加入甘油研匀，然后加入苯甲酸钠的水溶液，边加边研磨，待混合物溶胀后研匀，即得水溶性基质。称取处方量的水杨酸置于另一研钵中研成细粉，分次加入上述制得的水溶性基质，充分研匀，即得。

**【附注】**

羧甲基纤维素钠直接加入水中容易成团，不易分散，溶胀时间长，可与甘油研磨分散后加水,溶胀时间缩短。

### (六)丹皮酚乳膏剂

【处方】

| | |
|---|---|
| 丹皮酚 | 1 g |
| 硬脂酸 | 15 g |
| 羊毛脂 | 2 g |
| 三乙醇胺 | 2 g |
| 甘油 | 4 g |
| 液状石蜡 | 25 mL |
| 纯化水 | 50 mL |

【制法】

取硬脂酸、羊毛脂、液状石蜡置于干燥容器中,水浴加热熔化,得油相,80 ℃保温备用。另取三乙醇胺溶于纯化水,加入甘油,加热至80 ℃,得水相。将水相缓缓加入油相中,按同一方向不断搅拌成白色细腻膏状物。丹皮酚用少量液状石蜡研匀,再与基质混匀,即得。

【附注】

1. 本品为乳白色软膏,抗菌消炎,用于湿疹、荨麻疹、神经性皮炎等。
2. 制备过程中温度控制非常重要,油相完全溶解后应置于80 ℃保温备用。

## 五、实验结果及数据处理

记录制备的软膏剂和乳膏剂的外观性状。

## 六、思考题

(1) 软膏剂和乳膏剂的常用制备方法有哪些?分别适合什么类型的基质?

(2) 软膏剂和乳膏剂中药物应如何加入?

(3) 乳膏剂制备时应注意哪些操作要点?

# 实验十九　凝胶剂的制备

## 一、实验目的

(1) 掌握凝胶剂的制备方法及操作要点。

(2) 熟悉凝胶剂的基质种类及质量要求。

## 二、实验原理

凝胶剂系指原料药物与能形成凝胶的辅料制成的具有凝胶特点的稠厚液体或半固体制剂。除另有规定外,凝胶剂限局部用于皮肤及体腔,如鼻腔、阴道和直肠等。乳状液型凝胶剂又称为乳胶剂。由高分子基质如西黄蓍胶制成的凝胶剂也可称为胶浆剂。小分子无机原料药物如氢氧化铝凝胶剂是由分散的药物小粒子以网状结构存在于液体中,属两相分散系统,也称混悬型凝胶剂。混悬型凝胶剂可有触变性,静止时形成半固体而搅拌或振摇时成为液体。

凝胶剂的质量要求主要包括:凝胶剂应均匀、细腻,常温时保持胶状,不干涸或液化;混悬型凝胶剂中胶粒应分散均匀,不应下沉结块;根据需要,凝胶剂中可加入保湿剂、防腐剂、抗氧剂、乳化剂、增稠剂和透皮吸收促进剂等;凝胶剂基质不应与药物发生相互作用;除另有规定外,凝胶剂应遮光密封,置于25 ℃以下贮存,并应防冻。

凝胶剂基质属单相分散系统,有水性与油性之分。水性凝胶基质一般由水、甘油或丙二醇与纤维素衍生物、卡波姆和海藻酸盐、西黄蓍胶、明胶、淀粉等构成。油性凝胶基质由液状石蜡与聚乙烯或脂肪油与胶体硅或铝皂、锌皂等构成。临床上应用较多的是水性凝胶基质,因其具有制备简单;无油腻感,易于涂展和清洗;能吸收组织渗出液,不妨碍皮肤正常功能;稠度小,利于药物释放;与用药部位亲和力强,滞留时间长;毒副作用小等优点。

凝胶剂的制备通常是将基质材料在溶剂中溶胀，制备成凝胶基质，再加入药物溶液及其他附加剂。水溶性药物可以先溶于水或甘油，水不溶性药物粉末与水或甘油研磨后，再与凝胶基质混合，搅拌均匀即可。对有无菌度要求的凝胶剂，应注意无菌操作或采用适宜的方法灭菌。凝胶制备应充分考虑基质材料性质与加入的药物、附加剂对凝胶基质性能的影响，如水溶性凝胶基质卡波姆在水中不溶解，分散液呈酸性，且黏度较低，当向卡波姆分散液加入碱性物质，调节pH至6～11时，黏度才逐渐增大形成凝胶，盐类电解质、强酸均可使卡波姆凝胶黏度降低。

凝胶剂的质量检查项目包括粒度、装量、无菌、微生物限度等，用于烧伤或严重创伤的凝胶剂，应按照无菌检查法检测。

## 三、实验仪器与材料

1. 仪器

烧杯，量筒，乳钵，电子天平，恒温磁力搅拌器等。

2. 材料

水杨酸，甲硝唑，卡波姆，羧甲基纤维素钠，甘油，三乙醇胺，羟苯乙酯，纯化水等。

## 四、实验内容

### （一）水杨酸凝胶

**【处方】**

| | |
|---|---|
| 水杨酸 | 1.3 g |
| 羧甲基纤维素钠 | 1.2 g |
| 甘油 | 3.0 g |
| 纯化水 | 20 mL |

**【制法】**

将羧甲基纤维素钠置于乳钵中，加入适量纯化水溶胀，研磨均匀后，加入甘油研匀。称取处方量的水杨酸用适量水研匀，然后加入到上述基质中，研匀即可。

【附注】

1. 功能主治:水杨酸凝胶主要用于治疗面部轻、中度痤疮,青春痘。

2. 用法用量:每日1~3次,先用温水清洗患部,再将胶体均匀地涂于患部。

### (二) 甲硝唑凝胶

【处方】

| | |
|---|---|
| 甲硝唑 | 15 g |
| 卡波姆 | 3 g |
| 甘油 | 30 g |
| 三乙醇胺 | 3 g |
| 羟苯乙酯 | 0.18 g |
| 纯化水 | 加至300 g |

【制法】

称取羟苯乙酯0.18 g,溶于210 mL煮沸后冷却至80 ℃的纯化水中,放冷至40 ℃,备用。另取卡波姆3 g,分次撒入上述溶液中,搅拌至分散均匀,静止2 h,备用。称取三乙醇胺3 g,用39 mL煮沸后冷却的纯化水稀释后,缓慢加入上述溶液中,边加边搅拌,再加入甘油,搅拌至半透明状均匀体系,即得空白凝胶。称取甲硝唑细粉15 g,均匀分散到空白凝胶中,搅拌至均匀即可。

## 五、实验结果与数据处理

记录所制备的凝胶剂的外观性状。

## 六、思考题

(1) 难溶性药物如何制备成凝胶剂?

(2) 凝胶剂能否实现药物缓释?

(3) 影响药物从凝胶剂中释放的因素有哪些?

# 实验二十　栓剂的制备

## 一、实验目的

(1) 掌握热熔法制备栓剂的工艺及操作要点。

(2) 熟悉置换价在栓剂制备中的应用。

(3) 了解栓剂的质量评价。

## 二、实验原理

栓剂系指原料药物与适宜基质等制成供腔道给药的固体制剂。栓剂因施用腔道的不同,分为直肠栓、阴道栓和尿道栓。直肠栓为鱼雷形、圆锥形或圆柱形等;阴道栓为鸭嘴形、球形或卵形等;尿道栓一般为棒状。阴道栓可分为普通栓和膨胀栓。阴道膨胀栓系指含药基质中插入具有吸水膨胀功能的内芯后制成的栓剂,膨胀内芯系以脱脂棉或粘胶纤维等经加工、灭菌制成。

栓剂可在腔道中起润滑、抗菌、消炎、杀虫、收敛、止痛、止痒等局部治疗作用,亦可通过吸收入血发挥全身治疗作用。发挥全身治疗作用的栓剂一般通过直肠给药,直肠吸收比口服吸收干扰因素少,药物不因胃肠道pH或酶的破坏而失去活性;还可减少药物的肝脏首过消除,降低药物对肝脏的毒副作用。但栓剂不如口服剂型给药方便,且生产成本较高。

栓剂中药物与基质应混合均匀,外形应完整光滑;塞入腔道后应无刺激性,能快速融化、软化或溶化,并与分泌液混合;具有适宜的硬度,以免在包装或贮藏时变形。除另有规定外,栓剂应在30 ℃以下密闭保存,防止因受热、受潮而变形、发霉、变质。

栓剂主要由药物与基质组成。药物可溶于基质,也可混悬于基质中;除另有规定外,供制备栓剂用的固体药物应预先用适宜方法制成细粉,并全部通过六号筛。

栓剂的基质可分为油脂性基质、水溶性基质两类：油脂性基质主要包括天然油脂、半合成或全合成脂肪酸甘油酯、氢化植物油等；水溶性基质主要有甘油明胶、聚乙二醇类、泊洛沙姆等。除基质外，可根据成型和药物释放加入适宜的附加剂，常用附加剂包括：吸收促进剂、吸收阻滞剂、增塑剂、抗氧剂、防腐剂等。

栓剂的常用制备方法主要包括搓捏法、冷压法和热熔法，搓捏法适宜于油脂性基质小量制备；冷压法适宜于大量生产油脂性基质栓剂；热熔法适宜于油脂性基质和水溶性基质栓剂的制备。冷压法是指将药物与基质粉末置于冷容器内，混合均匀，然后装于制栓机的圆筒内，通过模型挤压成一定的形状。热熔法是指将计算量的基质粉末加热熔化，加入药物混合均匀后，倾入冷却并涂有润滑剂的栓膜中（稍微溢出模口为度），放冷，待完全凝固后，削去溢出部分，开模取出，即得栓剂。为利于脱模，栓剂外观要光洁，制备栓剂时栓模应涂以润滑剂，油脂性基质选用软皂、甘油、90％乙醇混合制成的溶液（软皂∶甘油∶90％乙醇＝1∶1∶5）；水溶性基质选用液状石蜡、植物油等。

同一栓模制得的栓剂容积是相同的，但因基质和药物密度不同，其栓剂的重量也有差异。因此在设计栓剂处方和制备时，为了确定基质用量以保证栓剂剂量的准确性，故需预测药物的置换价（$DV$）。$DV$ 即药物的重量与相同体积的基质重量之比，计算公式如下：

$$DV=\frac{W}{G-(M-W)}$$

式中，$G$ 为纯基质的平均栓重，$M$ 为含药栓的平均栓重，$W$ 为含药栓的平均含药量。

栓剂一般应进行重量差异、融变时限和微生物限度等质量检查。

## 三、仪器与材料

### 1. 仪器

栓模，乳钵，水浴锅，电炉，融变时限检查仪，天平，刀片，烧杯等。

### 2. 材料

甘油，硬脂酸钠，甲硝唑，PEG400，PEG4000 等。

# 四、实验内容

## （一）甘油栓

**【处方】**

| | |
|---|---|
| 甘油 | 91 g |
| 硬脂酸钠 | 9 g |

**【制法】**

（1）取处方量的甘油于烧杯中，置于水浴上加热，缓缓加入硬脂酸钠细粉，边加边搅拌，并在85～95 ℃温度下保温，直至溶液澄清。

（2）将此溶液趁热注入已涂有润滑剂的栓模中，冷却凝固，削去溢出部分，脱模，即得。

**【检查】**

### 1. 外观

栓剂的外观应完整光滑，并有适宜的硬度，无变形、发霉及变质等。

### 2. 重量差异

取供试品栓剂10粒，精密称定总重量，求得平均粒重后，再分别精密称定各粒的重量。每粒重量与标示粒重相比较（凡无标示粒重应与平均粒重相比较），按表20-1中的规定，超出重量差异限度的药粒不得多于1粒，并不得超出限度1倍。

**表20-1　栓剂重量差异限度**

| 平均粒重或标示粒重 | 重量差异限度 |
|---|---|
| 1.0 g及1.0 g以下 | ±10% |
| 1.0 g以上至3.0 g | ±7.5% |
| 3.0 g以上 | ±5% |

### 3. 融变时限

采用融变时限检查仪测定融变时限，除另有规定外，油脂性基质的栓剂3粒均应在30 min内全部融化、软化且触压时无硬心；水溶性基质的栓剂3粒均应在

60 min内全部溶解。如有1粒不合格,应另取3粒复试,均应符合规定。

**【附注】**

本品用于年老体弱者便秘的治疗。制备时避免温度过高,搅拌不宜太快,否则易引起气泡,使成品浑浊不澄明。

## (二) 甲硝唑栓

**【处方】**

| | |
|---|---|
| 甲硝唑 | 2.5 g |
| PEG400 | 5.5 g |
| PEG4000 | 5.5 g |

**【制法】**

将甲硝唑粉研细,过100目筛备用。取PEG400和PEG4000于水浴上加热熔化。在搅拌下加入甲硝唑细粉,搅拌至溶解,静置脱气后趁热迅速倾入已涂润滑剂的模具中,至稍溢出模口,冷却削平,脱模即得。

**【检查】**

### 1. 外观

栓剂的外观应完整光滑,并有适宜的硬度,无变形、发霉及变质等。

### 2. 重量差异

取供试品栓剂10粒,精密称定总重量,求得平均粒重后,再分别精密称定各粒的重量。每粒重量与标示粒重相比较(凡无标示粒重应与平均粒重相比较),按表20-1中的规定,超出重量差异限度的药粒不得多于1粒,并不得超出限度1倍。

### 3. 融变时限

采用融变时限检查仪测定融变时限,除另有规定外,油脂性基质的栓剂3粒均应在30 min内全部融化、软化且触压时无硬心;水溶性基质的栓剂3粒均应在60 min内全部溶解。如有1粒不合格,应另取3粒复试,均应符合规定。

**【附注】**

本品主治滴虫性阴道炎,亦可用于防治妇科小手术后厌氧菌感染。

## 五、实验结果及数据处理

记录甘油栓和甲硝唑栓外观、重量差异以及融变时限检查结果。

## 六、思考题

(1) 热熔法制备栓剂应注意什么问题?
(2) 栓剂制备时加入药物的方法有哪些?
(3) 如何评价栓剂的质量?

# 实验二十一　膜剂的制备

## 一、实验目的

(1) 掌握膜剂的常用制备方法。
(2) 熟悉常用成膜材料的种类及性质。
(3) 了解膜剂质量评价的方法。

## 二、实验原理

膜剂是指药物与适宜的成膜材料经加工制成的膜状制剂,供口服或黏膜外用。根据结构可分为单层膜、多层膜(复合膜)和夹心膜等,采用不同的成膜材料还可制备成速释膜剂和缓控释膜剂,以实现不同的释药速度。小剂量药物适于制备成膜剂,其溶出和吸收快;含量准确,稳定性好;工艺简单,无粉尘污染;且易于应用、携带及运输。

膜剂的处方主要由主药、成膜材料和附加剂组成。成膜材料的选择尤为重要,其性能、质量会影响膜剂成型工艺,并关系膜剂质量及药效。常用成膜材料多为天然高分子材料或合成高分子材料。天然高分子材料有糊精、淀粉、明胶、阿拉伯胶、琼脂等,其性能差,常与其他成膜材料合用。合成高分子材料有聚乙烯醇、乙烯-醋酸乙烯共聚物、纤维素衍生物等,其成膜性及韧性良好。附加剂主要包括填充剂、增塑剂和着色剂等,还可根据成膜材料选择加入适宜的脱膜剂,如液状石蜡、硬脂酸、甘油等。

膜剂的制备方法主要有匀浆制膜法、热塑制膜法与复合制膜法,可根据原料药物性质及成膜材料性能选择适宜的制备方法。匀浆制膜法常用于以聚乙烯醇为成膜材料的膜剂的制备,制备时先将成膜材料加热溶于水中,过滤,加入主药,充分进行搅拌溶解(水不溶性药物可先处理为微晶或细粉,通过搅拌或研磨等使其在成膜材料的胶体溶液中均匀分散，脱去气泡）。小量制备时可将其倾倒于玻璃板上，并涂成宽厚一致的涂层，大量生产可采用涂膜机涂膜，干燥后，根据主药含量计算单剂量膜剂面积，进行分割，然后包装。

膜剂外观应色泽均匀，光洁完整，厚度一致，不存在明显气泡，药物含量合格，符合微生物限度检查要求，重量差异符合规定。

## 三、仪器与材料

1. 仪器

烧杯，玻璃棒，玻璃板，天平，水浴锅，紫外分光光度计等。

2. 材料

替硝唑，锡内散，盐酸利多卡因，甘油，聚山梨酯-80（吐温-80），聚乙烯醇17-88，羧甲基纤维素钠，纯化水，液状石蜡，糖精钠等。

## 四、实验内容

### （一）复方替硝唑口腔膜剂

【处方】

| | |
|---|---|
| 替硝唑 | 1 g |
| 盐酸利多卡因 | 0.5 g |
| 聚乙烯醇17-88 | 6 g |
| 羧甲基纤维素钠 | 4 g |
| 甘油 | 5 mL |
| 1%糖精钠溶液 | 4滴 |
| 纯化水 | 加至100 mL |

**【制法】**

（1）按处方称取聚乙烯醇17-88，加适量纯化水进行浸泡，使其充分溶胀，于80～90 ℃水浴加热搅拌使其溶解，加入羧甲基纤维素钠胶浆，并搅拌均匀，趁热经80目筛网过滤，再加入1%糖精钠溶液混匀。

(2) 另取处方量替硝唑、盐酸利多卡因、甘油,加入适量纯化水研匀。将其加入所制胶浆中,搅拌均匀,保温放置一定时间除去气泡。

(3) 将脱气泡后的浆液倒在玻璃板(涂有适量液状石蜡)上,以刮板法制膜。

(4) 放入60~70 ℃烘箱烘干后,将其切成2 cm×1.5 cm的小片(约5 mg替硝唑/每片),并可烫封在聚乙烯薄膜或铝箔中。

**【检查】**

### 1. 外观

替硝唑口腔膜剂应为类白色片状薄膜,厚度一致,色泽均匀,无明显气泡。

### 2. 重量差异

取20片替硝唑口腔膜剂,精密称定总重,得到平均重量,再分别精密称定每片重量。每片重与平均重量相比,超出重量差异限度的不得多于2片,并不得有1片超出限度的1倍。现行版《中国药典》规定的膜剂的重量差异限度见表21-1。

**表21-1 膜剂重量差异限度**

| 平均重量 | 重量差异限度 |
|---|---|
| 0.02 g及0.02 g以下 | ±15% |
| 0.02 g以上至0.2 g | ±10% |
| 0.2 g以上 | ±7.5% |

### 3. 含量测定

取替硝唑口腔膜剂适量(约相当于替硝唑3.125 mg),置于50 mL容量瓶中,加入30 mL水,水浴加热,充分振摇,待完全溶解,放冷,加水稀释至刻度,摇匀,干燥滤纸过滤,初滤液弃去,精密量取续滤液5 mL,置于50 mL容量瓶中,加水稀释至刻度,摇匀。按照紫外分光光度法,于317 nm处测定其吸光度,按其吸收系数计算替硝唑的含量。

**【附注】**

(1) 保证聚乙烯醇、羧甲基纤维素钠在水中的浸泡时间,且控制水温不宜超过40 ℃,以实现成膜材料充分溶胀、溶解。

(2) 应控制聚乙烯醇加热温度,以80~90 ℃为宜,若采用过高温度,可影响膜的溶解度和澄明度,还会增加其脆性,而配合使用聚乙烯醇与羧甲基纤维素钠,有利于改善其成膜性质。

(3) 膜剂制备中,保温静置时要使成膜材料中的空气逸尽,制膜时不能搅拌,否则易出现气泡膜。涂膜时向一个方向一次推进,不能停顿和反复移动。

(4) 使用玻璃板制备膜剂时应选择大小合适且表面平整的玻璃板,将其充分清洁、干燥,均匀涂布少许液状石蜡或撒少许滑石粉等利于膜剂脱膜,用清洁纱巾擦去,然后将脱气泡后的浆液倒在玻璃板上,可用刮刀(或推杆)将其涂成宽厚一致的涂层。

## (二) 锡内散膜剂

**【处方】**

| | |
|---|---|
| 锡内散 | 0.1 g |
| 甘油 | 1 mL |
| 聚山梨酯-80 | 0.2 mL |
| 聚乙烯醇17-88 | 3 g |
| 纯化水 | 30 mL |

**【制法】**

(1) 按处方称取聚乙烯醇17-88置于烧杯中,加纯化水30 mL,浸泡过夜。水浴加热使之溶解成胶液。取锡内散置于干燥研钵中,加甘油、聚山梨酯-80研匀,加入胶液中搅拌均匀。

(2) 玻璃板洗净、干燥,以75%乙醇涂搽,再涂适量液状石蜡,将上述胶液置于玻璃板上摊匀,水平晾至半干,80 ℃干燥,脱膜即得。

(3) 干燥后剪成1.5 $cm^2$的小块,装入聚乙烯袋中,封好备用。

**【检查】**

### 1. 外观

锡内散膜剂应为类白色片状薄膜,厚度一致,色泽均匀,无明显气泡。

### 2. 重量差异

取20片锡内散膜剂,精密称定总重,得到平均重量,再分别精密称定每片重量。每片重与平均重量相比,超出重量差异限度的不得多于2片,并不得有1片超出限度的1倍。现行版《中国药典》规定的膜剂的重量差异限度见表21-1。

**【附注】**

(1) 本品具有消炎解毒、去腐生新的功效,主要用于口腔溃疡等。

(2) 平板玻璃必须洁净,用75%乙醇消毒后以液状石蜡涂擦,以便药膜干燥后易于脱下。

## 五、实验结果及数据处理

记录复方替硝唑口腔膜剂和锡内散膜剂的外观、重量差异以及含量测定结果。

## 六、思考题

(1) 简述匀浆制膜法的工艺流程。

(2) 分析复方替硝唑口腔膜剂、锡内散膜剂处方中各组分的主要作用。

(3) 膜剂制备时,如何去除气泡的影响?

# 实验二十二　固体分散体的制备

## 一、实验目的

(1) 掌握溶剂法及溶剂-熔融法制备固体分散体的制备工艺。
(2) 熟悉固体分散体提高溶出速率的原理和应用。
(3) 熟悉固体分散体的鉴定方法。
(4) 了解固体分散体常用的载体材料。

## 二、实验原理

固体分散体是利用一定方法将难溶性药物以分子、胶态、微晶等状态高度分散在固体分散材料中形成的一种固体分散物,固体分散体一般作为制剂的中间体,可根据需要进一步将其制成胶囊剂、滴丸等剂型。将药物制成固体分散体所采取的制剂技术称为固体分散技术。将药物制备成固体分散体具有以下优点:可以提高难溶性药物的溶解度和溶出速率,从而提高药物的生物利用度;可以使液态药物粉末化;可以防止挥发性成分挥发;可以掩盖药物的不良气味;可以降低药物的刺激性与毒副作用等。

固体分散体的溶出速率主要取决于所用载体材料的特性,不同性质的载体使药物分散度不同,可以达到不同的用药目的。载体材料应无毒、无致癌性、不与药物发生化学反应、不影响主药的化学稳定性、不影响药物的药效检测、能使药物达到最佳的分散状态。根据材料的性质可将载体材料分为水溶性载体材料、难溶性载体材料、肠溶性载体材料三大类。水溶性载体材料主要包括聚乙二醇类(PEG)、聚维酮类(PVP)、表面活性剂类、有机酸类、糖类与醇类、纤维素衍生物类;难溶性载体材料包括纤维素衍生物类、聚丙烯酸树脂类以及脂质类;肠溶性载体材料包括纤维素衍生物类以及聚丙烯酸树脂类。在选择载体材料时,根据制备目的可以选择单一载体或混合载体。

固体分散体的制备方法有熔融法、溶剂法、溶剂-熔融法以及研磨法等。熔融法是将药物与载体混匀,加热至熔融,将熔融物在剧烈搅拌下迅速冷却成固体。溶剂法又称共沉淀法,是将药物与载体材料共同溶解在有机溶剂中,蒸去有机溶剂后,使药物与载体材料同时析出,即可得到药物分散在载体材料中的共沉淀物。溶剂-熔融法是先将药物用适量有机溶剂溶解后,再加入到熔融的载体材料中混合均匀后,冷却固化即得固体分散体。研磨法是将药物与较大比例的载体材料混合后,强力持久地研磨一定时间,不需加溶剂而借助机械力降低药物的粒度,或使药物与载体以氢键相结合形成固体分散体。

药物与载体材料形成的固体分散体可采用溶解度及溶出速率法、热分析法、粉末 X 射线衍射法、红外光谱法、磁共振谱法等进行鉴定,必要时可同时采用几种方法进行鉴别。

## 三、仪器与材料

1. 仪器

紫外分光光度计,溶出度测定仪,容量瓶,蒸发皿,干燥器,恒温水浴锅,微孔滤膜等。

2. 材料

布洛芬,黄芩苷,PVP K30,PEG 6000,无水乙醇,二氯甲烷,磷酸氢二钾,氢氧化钠,盐酸,纯化水等。

## 四、实验内容

### (一) 布洛芬固体分散体(共沉淀物)的制备

**【处方】**

| | |
|---|---|
| 布洛芬 | 0.5 g |
| PVP K30 | 2.5 g |

【制法】

取PVP K30 2.5 g,置于蒸发皿内,加入无水乙醇-二氯甲烷(1∶1)混合溶剂10 mL,50～60 ℃的水浴加热溶解,加入布洛芬 0.5 g,搅拌使溶解,在继续搅拌下蒸干溶剂,取下蒸发皿,置于氯化钙干燥器内干燥、粉碎, 过 80目筛,即得。

【检查】

溶出速度测定

(1) 样品:取布洛芬 200 mg、相当于布洛芬 200 mg 的布洛芬固体分散体及物理混合物。

(2) 溶出介质(pH 7.2磷酸盐缓冲液)的配制:取0.2 mol/L磷酸二氢钾溶液250 mL,0.2 mol/L NaOH溶液175 mL,加入新煮沸过的冷纯化水定容至1000 mL,摇匀,即得。

(3) 标准曲线的制作:精密称取干燥至恒重的布洛芬约20 mg,置100 mL量瓶中,加无水乙醇溶解、定容,摇匀;吸取溶液1 mL、2 mL、3 mL、4 mL、5 mL、6 mL、7 mL 分别置于100 mL量瓶中,加溶出介质定容;以溶出介质为空白,在222 nm 波长处测定吸光度,以吸光度对浓度回归,得标准曲线方程。

(4) 测定:按《中国药典》(2020年版)附录测定方法测定。转速75 r/min,溶出介质为pH 7.2磷酸盐缓冲液900 mL,温度(37±0.5)℃。当介质温度恒定为(37±0.5)℃时,加入精密称取的样品,分别在1 min、3 min、5 min、10 min、15 min、20 min、30 min取样,每次取样4 mL(同时补入溶出介质4 mL),过滤,弃去初滤液,取续滤液1 mL,置于25 mL量瓶中,加上述缓冲液定容,摇匀,在222 nm波长处测定吸光度,按标准曲线方程计算不同时间点药物溶出的累积百分量。

【附注】

(1) 在制备布洛芬-PVP共沉淀物时,溶剂蒸发速度是影响共沉淀物均匀性及防止药物结晶析出的重要因素,常在搅拌下快速蒸发,均匀性好,结晶不易析出,否则共沉淀物均匀性差,如果有药物结晶析出,将影响所制备固体分散物的溶出度。

(2) 共沉淀物蒸去溶剂后,倾倒于不锈钢板上(下面放冰块)迅速冷凝固化,有利于提高共沉淀物的溶出速度。

## (二) 黄芩苷固体分散体(共熔融物)的制备

**【处方】**

| | |
|---|---|
| 黄芩苷 | 0.5 g |
| PEG 6000 | 4.0 g |

**【制备】**

称取黄芩苷0.5 g、PEG 6000(必要时粉碎过60或80目筛)4.0 g,置于蒸发皿中,加热熔融,混合均匀。搅拌下,立即倾倒于下面放有冰块的玻璃板(或不锈钢板)上,使成薄片,并迅速固化,继续冷却10 min。将产品置于真空干燥箱中,室温干燥数天后,进行粉碎过筛(60或80目筛),保存于干燥器内。

**【检查】**

溶出度的测定

(1) 样品:分别称取100 mg黄芩苷原料药、相当于黄芩苷100 mg的共熔融物和物理混合物。

(2) 溶出介质的配制:取浓盐酸9 mL,加纯化水适量稀释至1000 mL,即得0.1 mol/L盐酸溶液(不含胃蛋白酶的人工胃液)。

(3) 50%乙醇溶液的配制:采用量筒量取50 mL人工胃液置于100 mL容量瓶中,无水乙醇稀释至刻度,混匀即得。

(4) 标准曲线的绘制:取干燥至恒重的黄芩苷标准品约10 mg,精密称定并置于100 mL容量瓶中,加入50%无水乙醇溶液60~70 mL,超声处理约20 s至药物完全溶解,冷却至室温后,用50%无水乙醇溶液稀释至刻度,混匀,即得约100 μg/mL的标准品储备液。精密吸取储备液0.2 mL、0.4 mL、0.6 mL、0.8 mL和1.0 mL,分别置于10 mL容量瓶中,用50%乙醇溶液稀释至刻度,混匀,于277 nm处测定吸光度,绘制标准曲线。

(5) 溶出度测定:量取人工胃液900 mL置于溶出杯中,预热并保持(37±0.5) ℃。精密称取各待测样品置于溶出杯内,搅拌桨转速约为100 r/min,于5 min、10 min、15 min、20 min、30 min、40 min、50 min和60 min取样,每次取约10 mL(随时补加同温介质约10 mL),再用0.8 μm的微孔滤膜过滤,弃去初滤液;精密量取续滤液5.0 mL,置于10 mL容量瓶中,冷却至室温,无水乙醇稀释至刻度,混匀,从中精密移取2 mL置于容量瓶中,50%乙醇溶液稀释至刻度,混匀后于277 nm处测定其吸光度,计算累计溶出百分率,并对时间作图,绘制溶出曲线。

**【附注】**

(1) 实验各操作步骤中应尽量避免湿气的引入,否则不易干燥,难以粉碎。

(2) 为获得可重复的实验数据,要控制温度一致。

(3) 搅拌速度不宜过快,防止引入空气;搅拌时间也不宜过短或过长。

## 五、实验结果及数据处理

根据溶出速度结果绘制溶出曲线,并比较原料药、物理混合物以及固体分散体的溶出度差异。

## 六、思考题

(1) 固体分散体的制备工艺有哪些?各种工艺分别在什么情况下适用?

(2) 固体分散体的类型有哪些?

# 实验二十三　微囊的制备

## 一、实验目的

(1) 掌握单凝聚法和复凝聚法制备微囊的方法。

(2) 掌握微囊大小的表征方法。

(3) 了解成囊条件,影响成囊的因素及控制方法。

## 二、实验原理

微囊系指固态或液态药物(囊心物)被载体材料(囊材)包封成的微小胶囊,制备微囊的过程称为微囊化。微囊的粒径一般为1～250 μm,而粒径在0.1～1 μm范围的微囊称为亚微囊,粒径在10～100 nm范围的微囊称为纳米囊。根据临床需要,可将微囊制成片剂、胶囊剂、注射剂、眼用制剂、鼻腔用制剂、贴剂及喷雾剂等,将微囊制备的制剂均应符合其制剂通则的相关要求。

微囊具有掩盖药物的不良气味与口味、液态药物固态化、减少复方药物的配伍变化、提高难溶性药物的溶解度和药物的生物利用度、改善药物的稳定性、降低药物的不良反应、延缓药物释放、提高药物靶向性等优点。

常用囊材可分为天然材料、半合成材料和合成材料三类。天然材料包括明胶、白蛋白、壳聚糖、海藻酸盐、阿拉伯胶等。半合成材料包括乙基纤维素、羧甲纤维素盐、羟丙基甲基纤维素等。合成材料分为在体内可生物降解材料与不可生物降解材料两类,可生物降解材料应用较广的有聚乳酸、乳酸-羟基醋酸共聚物等,不可生物降解的材料有聚酰胺等。制备微囊时,还可根据需要加入适宜的润湿剂、乳化剂、抗氧剂或表面活性剂等。

微囊的制备方法可归纳为物理化学法、物理机械法和化学法三类。物理化学法,又称相分离法,主要包括凝聚法、液中干燥法、溶剂-非溶剂法等;物理机械法主要包括锅包衣法、喷雾干燥法、喷雾冻凝法及流化床包衣法等;化学法包括界面缩聚法和辐射交联法。凝聚法是最早的微囊化方法之一,主要包括三个步骤,第一步是囊心物、囊材和分散介质三相体系的制备;第二步是囊材的沉积;第三步是囊材的固化。基于微囊化过程中使用成囊的材料的数量不同,凝聚法又可分为单凝聚法和复凝聚法,单凝聚法是指微囊化中只使用一种成囊材料,将囊心物分散在囊材中,然后加入凝聚剂,或者通过改变温度等致使囊材的溶解度降低而凝聚形成微囊;复凝聚法是利用两种具有相反电荷的亲水性高分子材料作为囊材,当两种相反电荷的胶体溶液混合时,因电荷中和而产生凝聚从而形成微囊。囊心物的溶解度、囊材的溶解度和浓度、成囊温度、搅拌速度及pH等因素对成囊过程和成品质量均有重要影响,制备时应严格控制成囊条件。微囊化方法的选择主要考虑囊心物的性质,囊材的选择要尽可能满足囊心物性质的要求。

微囊的质量评价包括形态、粒径及分布、载药量和包封率检查、突释效应和渗漏率检查等。

## 三、仪器与材料

1. 仪器

恒温磁力搅拌器,水浴锅,研钵,烧杯,温度计,显微镜,组织捣碎机,低速台式离心机、超声仪等。

2. 材料

明胶,阿拉伯胶,甲醛,醋酸,氢氧化钠,液状石蜡,纯化水,活性炭,EDTA,吐温-80,异丙醇,戊二醛等。

## 四、实验内容

### (一) 活性炭微囊的制备(单凝聚法)

**【处方】**

| | |
|---|---|
| 活性炭 | 1 g |
| 明胶 | 2 g |

| | |
|---|---|
| 纯化水 | 10 mL |
| EDTA溶液 | 25 mL |
| 液状石蜡 | 50 mL |
| Span80 | 适量 |
| 异丙醇 | 15 mL |
| 戊二醛 | 10 mL |

**【制法】**

(1) 活性炭预处理:称取活性炭1 g,研磨,筛分粒径在0.1～0.2 μm的活性炭,加入25 mL EDTA溶液,在80 ℃水浴中恒温超声30 min,过滤,120 ℃减压烘干,备用。

(2) 活性炭微囊的制备:称取处方量明胶,加水10 mL,恒温至55 ℃,1000 r/min搅拌使其充分溶胀,称取处方量活性炭加入上述明胶溶液中,55 ℃搅拌20 min成混悬液作为水相;取液状石蜡50 mL,加入Span 80混匀作为油相,继续搅拌15 min,加异丙醇15 mL脱水3 min,用戊二醛10 mL固化5 min,搅拌,于4 ℃放置2 h,异丙醇洗涤三次,过滤,水洗涤三次,过滤,干燥,即得。

**【检查】**

### 1. 形态

取少量微囊混悬液,置于载玻片,在显微镜下观察微囊的形态并绘制微囊形态图。

### 2. 粒径大小及分布

可采用光学显微镜法测量粒径大小及分布,测量500个微囊粒子,然后通过计算机软件计算其平均粒径及分布。粒径分布数据常用各粒径范围内的粒子数或百分率表示,有时也可用跨距表示,跨距愈小分布愈窄,即粒子大小愈均匀。也可采用激光粒度仪测定粒径,根据粒径数据得出粒径平均值及分布图形,同时算出跨距(span),跨距愈小分布愈窄。其计算公式如下:

$$跨距=\frac{D_{0.9}-D_{0.1}}{D_{0.5}}$$

式中,$D_{0.9}$、$D_{0.1}$、$D_{0.5}$分别表示在历经累积分布图中相对应于累积频率90%、10%、50%处的粒径。如需作图,则将所测得的粒径分布数据,以粒径为横坐标,以频率(每一粒径范围的粒子个数除以粒子总数所得的百分率)为纵坐标,即得粒径分布直方图,以各粒径范围的频率对各粒径范围的平均值可作粒径分布曲线。

【附注】

(1) 具有超薄半透膜的活性炭微囊可以使血液中的毒物分子透过微囊半透膜微孔而被活性炭吸附,起到排毒作用。

(2) 以明胶作为囊材制备的微囊,在油/水两相搅拌过程中,呈分散状态,以戊二醛固化后,微囊呈黑色,微囊外形圆整,粒径分布较均匀,分散性好。

## (二)液状石蜡微囊的制备(复凝聚法)

【处方】

| | |
|---|---|
| 液状石蜡 | 6 mL |
| 明胶 | 5 g |
| 阿拉伯胶 | 5 g |
| 37%甲醛溶液 | 2.5 mL |
| 10%醋酸溶液 | 适量 |
| 10%氢氧化钠溶液 | 适量 |
| 纯化水 | 适量 |

【制法】

(1) 明胶溶液的制备:取明胶5 g,加适量水,于60 ℃水浴中溶解,加水至100 mL,搅匀。

(2) 阿拉伯胶溶液的配制:取纯化水80 mL至烧杯中加阿拉伯胶5 g,加热至80 ℃左右,轻轻搅拌使溶解,加纯化水至100 mL,搅匀备用。

(3) 液状石蜡乳的制备:取液状石蜡6 mL与5%阿拉伯胶溶液100 mL至组织捣碎机中,乳化1 min即得乳剂。取乳剂1滴,至载玻片上镜检,绘制乳剂形态图。

(4) 微囊的制备:将乳剂转移至1000 mL烧杯中,加100 mL明胶溶液,于50~55 ℃水浴上慢慢搅拌;加10%醋酸溶液调节pH为4.0,使明胶凝聚;加入400 mL30 ℃的纯化水,待体系温度降为32~35 ℃时,将微囊液置于冰浴搅拌降温至10 ℃;加入37%甲醛溶液2.5 mL,搅拌15 min;用10%氢氧化钠溶液调pH至8.0~9.0,继续搅拌20 min,观察至微囊析出为止;静置待微囊沉降,过滤,干燥,即得。

**【检查】**

1. 形态

取少量微囊混悬液，置于载玻片，在显微镜下观察微囊的形态并绘制微囊形态图。

（2）粒径大小及分布

可采用光学显微镜法测量粒径大小及分布，测量500个微囊粒子，然后通过计算机软件计算其平均粒径及分布。粒径分布数据常用各粒径范围内的粒子数或百分率表示，有时也可用跨距表示，跨距愈小分布愈窄，即粒子大小愈均匀。也可采用激光粒度仪测定粒径，根据粒径数据得出粒径平均值及分布图形，同时算出跨距，跨距愈小分布愈窄。跨距的计算公式如下：

$$\text{跨距}=\frac{D_{0.9}-D_{0.1}}{D_{0.5}}$$

式中，$D_{0.9}$、$D_{0.1}$、$D_{0.5}$分别表示在历经累积分布图中相对应于累积频率90%、10%、50%处的粒径。如需作图，则将所测得的粒径分布数据，以粒径为横坐标，以频率（每一粒径范围的粒子个数除以粒子总数所得的百分率）为纵坐标，即得粒径分布直方图，以各粒径范围的频率对各粒径范围的平均值可作粒径分布曲线。

**【附注】**

（1）液状石蜡微囊主要用于年老体弱以及有高血压、疝气、痔、动脉瘤等患者的便秘，以免排便用力，加重病情。

（2）10%醋酸溶液调pH时，应逐滴滴入，特别是当pH接近4左右时更应小心，并随时取样在显微镜下观察微囊的形成。用10%氢氧化钠液调节pH至8~9时，可增强甲醛与明胶的交联作用，使凝胶的网状结构孔隙缩小而提高热稳定性。

（3）成囊时搅拌速度与囊粒大小密切相关，搅拌快、囊粒小，搅拌慢、囊粒大，但用明胶包囊不易快速搅拌，否则会产生大量气泡，影响得率，还可加入几滴戊醇和辛醇作为消泡剂。

（4）当降温接近凝固点时，微囊容易粘连，故应不断搅拌并用适量水稀释。加入400 mL纯化水的目的主要是稀释凝聚囊，避免相互干扰，使其具有完整的外形。

（5）乳剂制备时，如果没有组织捣碎机，也可在研钵中采用干胶法制备。具体制法是将阿拉伯胶置于干燥的乳钵内，略研，加入液状石蜡研磨均匀，再加入纯化水，研磨至产生劈裂声，即成初乳。

## 五、实验结果及数据处理

(1) 对微囊的外观进行显微镜观察,绘制微囊固化前后的形态图,并分析其不同之处。

(2) 计算微囊的平均粒径及分布。

## 六、思考题

(1) 单凝聚法和复凝聚法制备微囊时,药物必须具备什么条件?

(2) 单凝聚法和复凝聚法制备微囊过程中,影响微囊成形的主要因素有哪些?

# 实验二十四　包合物的制备

## 一、实验目的

(1) 掌握饱和水溶液法制备包合物的工艺。

(2) 熟悉包合物形成的验证方法。

(3) 了解β-环糊精包合物的应用。

## 二、实验原理

包合物是一种分子囊,由一种形状和大小适宜的小分子(通称客分子),全部或部分嵌入一定形状的大分子(通称主分子)的空穴内形成的特殊络合物。包合物的形成主要取决于主分子与客分子的立体结构和两者的极性,其稳定性依赖于两种分子间的相互作用力,如范德华力(包括定向力、诱导力与色散力)、氢键、疏水键与电荷迁移力等。根据主分子的构成,包合物可分为单分子包合物、多分子包合物和大分子包合物;根据主分子形成空穴的几何形状,又可分为笼状包合物、管状包合物和层状包合物。

主分子包括环糊精、胆酸、淀粉、纤维素、蛋白质、核酸等,制剂中常用环糊精及其衍生物。环糊精分子是由数个D-葡萄糖分子以1,4-糖苷键连接形成的环状低聚糖化合物,常见的包括α、β、γ三种,分别由6、7、8个葡萄糖单体组成,其分子结构上具有一定大小的空穴,且环内疏水、环外亲水。β-环糊精最为常用,它在水中的溶解度最小,易从水中析出结晶,且随着温度升高溶解度增大。环糊精形成的包合物在水中稳定而不分裂,主要由于环糊精形成的空穴不是在晶格中,而是在单分子内,当包合物溶解时,包合物并不分裂,在水溶液中仍以包合物的形式存在,可减少原来药物分子与周围环境的接触,从而改变了药物分子的理化性质。

药物制成包合物可增加药物的溶解度,提高药物的稳定性,降低药物的刺激性和毒副作用，掩盖药物不良气味，防止挥发性成分挥发，实现液体药物粉末化，调节药物的释药速率，提高生物利用度等。符合下列条件之一的有机药物，通常都可以与环糊精形成包合物：药物结构中的原子数大于5个且药物的稠环数小于5个；药物分子量在100～400范围；药物在水中的溶解度小于10 mg/mL；药物的熔点低于250 ℃。

包合物的制备方法很多，包括饱和水溶液法、研磨法、冷冻干燥法、喷雾干燥法以及超声波法等，以饱和水溶液法最常用。饱和水溶液法亦称重结晶法或共沉淀法，是将包合材料制成饱和水溶液，药物（难溶性药物应先溶于有机溶剂中）按一定比例加入后，在一定温度下搅拌或振荡适当时间，冷藏，滤过，洗涤，干燥，即得。研磨法是将包合材料加入一定量的水混合均匀后，再加入药物（难溶性药物应先溶于有机溶剂中）充分研磨成糊状，低温干燥后，用适宜溶剂洗涤除去未包封的药物，再次干燥即得包合物。冷冻干燥法是先将药物和包合材料在适当溶剂中包合后，再采用冷冻干燥法除去溶剂，该法适用于制成包合物后易溶于水，且在干燥过程中易分解、变质的药物。喷雾干燥法是先将药物和包合材料在适当溶剂中包合后，再采用喷雾干燥法除去溶剂，适用于易溶于水、遇热性质稳定的药物。超声波法是在包合材料中加入药物混合后，立即用超声波发生器在适宜强度下超声适当时间以代替搅拌，将析出的沉淀过滤，用适当溶剂洗涤干燥即得。

药物与包合材料是否形成包合物，可根据包合物的性质和结构状态，采用以下方法进行验证，主要包括X射线衍射法、薄层色谱法、热分析法、红外光谱法、磁共振谱法、荧光光谱法、圆二色谱法以及紫外分光光度法等。

## 三、仪器和材料

### 1. 仪器

乳钵，量筒，烧杯，温度计，玻璃棒，水浴锅，布氏漏斗，干燥箱，天平，玻璃板，展开槽，锥形瓶，硅胶板，挥发油提取器等。

### 2. 材料

β-环糊精，薄荷油，香荚兰醛，浓硫酸，石油醚，乙酸乙酯，纯化水，无水乙醇等。

# 四、实验内容

## 薄荷油包合物的制备

**【处方】**

| | |
|---|---|
| β-环糊精 | 4 g |
| 薄荷油 | 1 mL |
| 纯化水 | 50 mL |
| 乙醇 | 5 mL |

**【制法】**

（1）β-环糊精饱和水溶液的制备：称取β-环糊精4 g，放入100 mL带塞锥形瓶中，加纯化水50 mL，加热溶解即得，50 ℃恒温备用。

（2）薄荷油β-环糊精包合物的制备：取薄荷油1 mL，在磁力搅拌下缓慢滴入50 ℃的β-环糊精饱和水溶液中，恒温搅拌2.5 h，有白色沉淀析出，冷藏24 h待沉淀完全后过滤，用无水乙醇5 mL洗涤三次，至表面无油迹，抽滤至干，50 ℃下干燥称重，计算收率。

**【检查】**

### 1. 薄层色谱分析(TLC)

取薄荷油1滴加入于1 mL 无水乙醇中，摇匀，记为样品a；取β-环糊精适量，加无水乙醇1 mL，摇匀，静置取上清液记为样品b；称取薄荷油-β-环糊精包合物0.5 g，加无水乙醇2 mL，摇匀，过滤，取滤液记为样品c；取薄荷油和β-环糊精物理混合物，加无水乙醇2 mL，超声，静置取上清液记为样品d。吸取样品a、样品b、样品c和样品d各10 μL，点于同一硅胶板上，用含15%石油醚的乙酸乙酯为展开剂，展开前将硅胶板置于展开槽中饱和5 min，上行展开，1%香荚兰醛硫酸液为显色剂，喷雾烘干显色。

### 2. 计算收率

按以下公式计算薄荷油β-环糊精包合物的收率：

$$收率=\frac{包合物量}{药物量+环糊精量}\times 100\%$$

【附注】

(1) β-环糊精包合物的制备与保温温度为50 ℃,制备过程搅拌时间要充分,应盖上瓶塞,防止薄荷油挥发。最后用无水乙醇洗涤是为了去除未包封的薄荷油,不要过度洗涤,否则会影响包合率。

(2) 用薄层色谱法(TLC)验证包合物时,要求点样量适当并应放置待乙醇挥发完全后再展开。展开剂为混合溶液,应减少容器开启时间,以保持其比例。显色时,烘烤温度不宜过高,时间不宜过长,否则薄层板易糊化变黑。

## 五、实验结果及数据处理

1. 薄层色谱验证:绘制TLC图,注明包合前后的特征斑点与$R_f$值的情况,判断包合物是否形成。

2. 计算包合物收率。

## 六、思考题

(1) 饱和水溶液法制备β-环糊精包合物的关键是什么? 应如何控制?

(2) 制备包合物时,主分子对客分子有何要求?

(3) 包合物形成的鉴定方法有哪些? 简述这些方法的原理。

# 实验二十五　脂质体的制备

## 一、实验目的

(1) 掌握薄膜分散法制备脂质体的工艺。
(2) 掌握用阳离子交换树脂法测定脂质体包封率的方法。
(3) 熟悉脂质体的形成原理、作用特点。
(4) 了解被动、主动载药法制备载药脂质体。

## 二、实验原理

脂质体系指药物被类脂双分子层包封成的微小囊泡。一般而言，水溶性药物常常包含在水性隔室中，亲脂性药物则包含在脂质体的脂质双分子层中。脂质体按结构和粒径可分为单室脂质体和多室脂质体。小单室脂质体的粒径一般在20～80 nm范围，通常小单室脂质体也可称为纳米脂质体；大单室脂质体的粒径在0.1～1 μm范围；多室脂质体的粒径在1～5 μm范围。前体脂质体系指脂质体的前体形式，磷脂通常以薄膜形式吸附在骨架粒子表面形成的粉末或以分子状态分散在适宜溶剂中形成的溶液，应用前与稀释剂水合即可溶解或分散重组成脂质体。药物经脂质体包封后具有提高药物的稳定性、靶向性、缓释性、细胞亲和性和组织相容性、生物利用度，降低药物毒性等优点。

制备脂质体的材料主要是磷脂，常见的磷脂分子结构中有两条较长的疏水烃链和一个亲水基团。将适量的磷脂加至水或缓冲溶液中，磷脂分子自组装定向排列，其亲水基团面向两侧的水相，疏水的烃链彼此相对缔合为双分子层，构成脂质体。用于制备脂质体的磷脂包括天然的卵磷脂、脑磷脂、大豆磷脂以及合成磷脂，其中合成磷脂分为饱和磷脂与不饱和磷脂，常用的饱和磷脂包括二硬脂酰磷脂酰胆碱(DSPC)、二棕榈酰磷脂酰乙醇胺(DPPE)等，不饱和磷脂包括二油酰磷脂酰胆碱(DOPC)等。饱和度影响脂膜排列的紧密度,因而影响脂质体的稳定性,就水溶性药物而言,饱和磷脂相对于不饱和磷脂排列更加紧密,所制备的脂质体更加稳定,药物泄漏少。脂质体的附加剂主要有胆固醇、PEG和稳定剂等。

脂质体有多种制备方法,可根据药物性质等因素进行合理选择。薄膜分散法的操作简便,可形成多室脂质体,经超声处理后可得到小单室脂质体,但包封率较低。注入法是将磷脂等材料溶于乙醇或乙醚中,在搅拌下慢慢滴入水性介质中,蒸去有机溶剂,继续搅拌,即可形成脂质体。逆相蒸发法是将磷脂溶于氯仿和乙醚的混合溶剂(体积比1∶3)中,再按3∶1(体积比)的比例与含药缓冲液混合并乳化形成W/O型乳剂,然后减压缓慢蒸去有机溶剂即可形成脂质体,该法对于水溶性药物可达较高包封率。乳化冻干法是以溶有磷脂的环己烷/氯仿(体积比3∶1)为油相,溶有蔗糖等冻干保护剂的缓冲溶液为水相,混合后乳化形成乳剂,立即冻干,再水化冻干品,即可形成脂质体。去污剂透析法是采用水溶性表面活性剂将磷脂以胶束形式增溶于缓冲溶液,再以等渗溶液透析去除表面活性剂,即可形成脂质体,主要适用于蛋白、多肽类药物。

在制备载药脂质体时,根据药物装载的机理不同,可分为"主动载药"与"被动载药"两大类。"主动载药"是通过脂质体内外水相的不同离子梯度进行载药,主要有$H^+$梯度(即pH 梯度)、$Cu^{2+}$梯度、$Mn^{2+}$梯度等,该法只适用于两性药物。"被动载药"是在形成脂质体的同时完成载药,对于脂溶性药物、与磷脂膜亲和力高的药物,该法较为适用。

脂质体的质量评价指标主要包括粒径及分布、荷电性(ζ电位)、包封率、载药量、释药速率、成分及结构稳定性等。脂质体的粒径、包封率是衡量脂质体内在质量的两个重要指标,粒径可以采用动态光散射法测定,包封率的测定方法主要有分子筛层析法、超速离心法、超滤法等。

## 三、仪器与材料

### 1. 仪器

旋转蒸发仪,激光粒度仪,紫外-可见分光光度计,光学显微镜,恒温电磁搅拌器,圆底烧瓶,量筒,注射器,磁搅拌子,注射器筒,针筒式滤膜过滤器,0.8 μm微孔滤膜,比色皿,阳离子交换树脂等。

2. 材料

大豆磷脂，大豆卵磷脂，磷酸氢二钠，磷酸二氢钠，氯化钠，柠檬酸，柠檬酸钠，碳酸氢钠等。

# 四、实验内容

## （一）空白脂质体

**【处方】**

| | |
|---|---|
| 大豆磷脂 | 50 mg |
| 无水乙醇 | 2 mL |
| 磷酸盐缓冲液 | 适量 |

**【制法】**

（1）称取磷酸氢二钠0.994 g，磷酸二氢钠0.36 g，氯化钠7.6 g，加纯化水适量溶解，稀释至1000 mL，即得10 mmol/L磷酸盐缓冲液（PBS，pH 7.4）。

（2）称取处方量大豆磷脂于50 mL圆底烧瓶中，加无水乙醇2 mL，搅拌使溶解，置于旋转蒸发仪，30 ℃减压旋转，除去有机溶剂，使大豆磷脂在烧瓶壁形成薄膜。然后加入4 mL PBS，30 ℃旋转20 min，水化即得脂质体，转移至5 mL量筒，加PBS至5 mL，混匀。

（3）取2 mL脂质体，以5 mL注射器过0.8 μm微孔滤膜10次进行整粒。

**【检查】**

1. 形态

以毛细管取少量未过膜的脂质体样品，在油镜下观察，画出所见脂质体形态、结构，记录最多和最大的脂质体的粒径。再取少量挤出过膜后的脂质体样品，在油镜下观察，画出所见脂质体形态、结构，记录最多和最大的脂质体粒径。

2. 粒径及分布

取1 mL过膜前及过膜后的样品于比色皿，置于激光粒度仪测定其粒径、分散指数（DPI）以及ζ电位。

【附注】

制备空白脂质体时，除溶剂不宜过快，以形成尽量薄的磷脂膜。在30 ℃水浴中搅拌水化20 min时，要保证所有脂质水化而无脂质块。

## （二）被动载药法制备盐酸小檗碱脂质体

【处方】

| | |
|---|---|
| 大豆磷脂 | 50 mg |
| 盐酸小檗碱 | 5 mg |
| 无水乙醇 | 2 mL |
| 磷酸盐缓冲液 | 适量 |

【制法】

(1) 称取5 mg盐酸小檗碱，加4 mL PBS配成盐酸小檗碱溶液。

(2) 称取处方量大豆磷脂于50 mL圆底烧瓶中，加无水乙醇2 mL，搅拌使其溶解，置于旋转蒸发仪，30 ℃减压旋转，除去有机溶剂，使大豆磷脂在烧瓶壁形成薄膜。然后加入盐酸小檗碱PBS溶液，30 ℃旋转20 min，水化即得脂质体，转移至5 mL量筒，加PBS至5 mL，混匀，即获得"被动载药"法制备的盐酸小檗碱脂质体。

【检查】

### 1. 形态

以毛细管取少量脂质体样品，在油镜下观察，画出所见脂质体形态、结构，记录最多和最大的脂质体的粒径。

### 2. 粒径及分布

取1 mL样品于比色皿，置于激光粒度仪测定其粒径、分散指数(DPI)以及ζ电位。

### 3. 包封率检查

分离柱的制备：称取已处理好的阳离子交换树脂适量，装于底部已垫有少量玻璃棉的5 mL注射器筒中，加入PBS水化阳离子交换树脂，自然滴尽PBS，即得。

对照品溶液的制备：取1 mg/mL 盐酸小檗碱溶液0.1 mL置于小试管中，加入0.2 mL空白脂质体，混匀得混合液。取混合液0.1 mL 置于10 mL量瓶中，加入95%乙醇6 mL，振摇使之溶解，再加PBS 至刻度，摇匀，过滤，弃去初滤液，取续滤液4 mL于10 mL量瓶中,加PBS 至刻度,摇匀,得对照品溶液。

样品溶液的制备:取制得的混合液0.1 mL至分离柱顶部,待柱顶部的液体消失后,放置5 min,缓慢加入2～3 mL PBS进行洗脱(注意不能将柱顶部离子交换树脂冲散),收集洗脱液于10 mL量瓶中,加入95%乙醇6 mL,振摇使之溶解,再加PBS 至刻度,摇匀,过滤,弃取初滤液,取续滤液为样品溶液。

空白样品的制备:取95%乙醇30 mL,置于50 mL量瓶中,加PBS至刻度,摇匀,即得。

柱分离度的测定:以空白样品为对照,在345 nm波长处分别测定样品溶液与对照品溶液的吸收度,按下式计算柱分离度($S$,要求大于0.95):

$$S=1-A_{sam}/(A_{con}\times 2.5)$$

式中,$A_{sam}$为样品溶液的吸收度,$A_{con}$为对照品溶液的吸收度,2.5为对照品溶液的稀释倍数。

包封率的测定:精密量取盐酸小檗碱脂质体0.1 mL两份,一份置于10 mL 量瓶中,按对照品溶液的制备进行操作,另一份置于分离柱顶部,按样品溶液的制备进行操作,所得溶液于345 nm 波长处测定吸收度$A$,并按下式计算包封率:

$$EE = A_L/A_T \times 100\%$$

式中,$A_L$为通过分离柱后收集脂质体中盐酸小檗碱的吸收度,$A_T$为盐酸小檗碱脂质体中总的药物吸收度。

**【附注】**

实验中采用阳离子交换树脂法去除游离药物,测定包封率,该法主要利用离子交换作用,将荷正电的未包进脂质体中的药物(即游离药物),如本实验中游离的小檗碱,被阳离子交换树脂吸附除去。包封于脂质体中的药物(如小檗碱),由于脂质体荷负电荷,不能被阳离子交换树脂吸附,从而达到分离的目的,用以测定包封率。

## (三) 主动载药法制备盐酸小檗碱脂质体

**【处方】**

| | |
|---|---|
| 大豆卵磷脂 | 50 mg |
| 盐酸小檗碱 | 5 mg |
| 乙醇 | 2 mL |
| 柠檬酸缓冲液 | 3 mL |
| 碳酸钠缓冲液 | 1 mL |

**【制法】**

(1) 称取柠檬酸13.76 g,柠檬酸钠10.15 g,置于1000 mL烧杯中,加水溶解,定容至1000 mL,混匀,即得柠檬酸缓冲液(0.1 mol/L,pH=4)。

(2) 称取碳酸氢钠25 g,置于1000 mL烧杯中,加水溶解并稀释至1000 mL,混匀,即得碳酸钠缓冲溶液(0.3 mol/L,pH=9)。

(3) 称取大豆卵磷脂50 mg,置于50 mL圆底烧瓶,加入2 mL无水乙醇溶解,置于旋转蒸发仪,30 ℃减压旋转,除去乙醇;待圆底烧瓶壁成膜后,加入等温的柠檬酸缓冲液3 mL,旋转水化20 min,充分水化,形成脂质体;所得脂质体溶液通过0.8 μm微孔滤膜10次,进行整粒。

(4) 将过膜后的脂质体转移至西林瓶中,置于恒温电磁搅拌器上,温度控制在40 ℃,在100 r/min搅拌条件下,先加入1 mL小檗碱溶液(1 mg/mL),随后加入1 mL碳酸氢钠溶液,密封,继续恒温搅拌20 min,随后立即用冷水降温,即得。

**【检查】**

参照"被动载药法制备盐酸小檗碱脂质体"中的方法进行形态、粒度及分布以及包封率的检查。

**【附注】**

"主动载药"过程中,加样顺序一定不能颠倒,加三种液体时,随加随摇,确保混合均匀,保证体系中各部位的梯度一致。

## 五、实验结果及数据处理

(1) 绘制各脂质体样品在显微镜下的形态图,记录测得的粒径及分布结果。

(2) 计算柱分离度与包封率,以包封率为指标,对"主动载药"与"被动载药"法制备的盐酸小檗碱脂质体进行评价。

## 六、思考题

(1) 以脂质体作为药物载体的特点有哪些?

(2) 影响脂质体形成的因素主要有哪些?

(3) "脂质体""纳米乳"以及"微囊"之间有何差别?

(4) 如何提高脂质体对药物的包封率?

# 实验二十六　固体制剂溶出度的测定

## 一、实验目的

（1）掌握固体制剂溶出度测定的原理、方法和数据处理。

（2）熟悉Noyes-Whitney方程在药剂学中的意义。

（3）熟悉溶出度测定的意义以及溶出仪的使用方法。

## 二、实验原理

溶出度系指活性药物从片剂、胶囊剂或颗粒剂等普通制剂在规定条件下溶出的速率和程度，在缓释制剂、控释制剂、肠溶制剂及透皮贴剂等制剂中也称释放度。活性药物的溶出首先是经历崩解（固体制剂转化成细颗粒过程），在崩解的基础上，药物以分子状态溶解于溶出介质。药物的溶出过程包括两个连续的阶段，首先是溶质分子从固体表面溶解，形成饱和层，溶质分子再通过饱和层和溶液主体之间形成扩散层，然后在扩散作用下进入溶液主体内。固体制剂的溶出速度主要受扩散层的扩散控制，其影响规律可用如下Noyes-Whitney方程表示：

$$\frac{\mathrm{d}C}{\mathrm{d}t}=\frac{DS(C_\mathrm{s}-C_t)}{Vh}=kS(C_\mathrm{s}-C_t) \tag{26-1}$$

在漏槽条件下，$C_t \to 0$，所以上式可简化为

$$\frac{\mathrm{d}C}{\mathrm{d}t}=kSC_\mathrm{s} \tag{26-2}$$

式中，$\frac{\mathrm{d}C}{\mathrm{d}t}$为溶出速度，$k$为溶出速度常数，$S$为固体药物表面积，$D$为药物在溶出介质中的扩散系数，$V$为溶出介质体积，$h$为扩散层厚度，$C_\mathrm{s}$为药物的溶解度，$C_t$为$t$时溶液的药物浓度。

根据Noyes-Whitney方程，下列因素可影响药物的溶出速度：

### 1. 药物的粒径

同一重量的固体药物，其粒径越小，表面积越大。同样的固体药物，孔隙率越大，表面积也越大。对于疏水性较强的颗粒状或粉末状药物，为了减少和避免在溶出介质中结块，可加入润湿剂以改善固体粒子的分散度，增加溶出界面。

### 2. 温度

温度升高，药物的溶解度增大，溶出介质的黏度降低，有利于扩散，从而可加快药物的溶出速度。

### 3. 溶出介质的性质

一般根据制剂的特性，溶出介质选择用纯化水、不同浓度的盐酸、不同pH的缓冲液。对于不溶于水或难溶于水的药物，可考虑在溶出介质中加入十二烷基硫酸钠或其他适当的表面活性剂。

### 4. 溶出介质的体积

当溶出介质的体积较小时，随着药物的不断溶解，溶液中的药物浓度升高，溶出速度变慢，逐渐偏离体内的实际溶出状态。因此在测定溶出速度时，应提供足够体积的溶出介质，一般要求所有样品全部溶出后的最终浓度应在样品溶解度的10%～20%，才能达到保证试验结果准确性的漏槽条件。

### 5. 扩散系数

药物在边界层的扩散系数越大，溶出速度越快。在温度一定的条件下，扩散系数大小受溶出介质的黏度和药物分子大小等因素的影响。

### 6. 扩散层的厚度

扩散层的厚度越大，溶出速度越慢。扩散层的厚度与搅拌程度有关，搅拌速度快，扩散层薄，溶出速度快，因此测定溶出速度时，一定要控制搅拌速度。

由于药物的溶出和溶解对吸收具有重要影响，因此，体外的溶出度测定可预测其体内行为。溶出度试验是评价药物质量的一个内在指标，是以实验为基础，以溶解为理论，并用数学分析手段处理溶出度试验数据，是研究制剂所含主药的晶型、粒度、处方组成、辅料品种和性质、生产工艺等因素对制剂质量统一性影响的方法，常通过体外实验模拟口服固体制剂在胃肠道中的崩解和溶出。对于主药成分不易从制剂中释放,久贮后变为难溶物,在消化液中溶解缓慢,与其他成分共存易发生化学变化的药物,以及治疗剂量与中毒剂量接近的药物,均应做溶出度检查。溶出度测定常采用《中国药典》(2020年版)四部通则收载的“0931 溶出度与释放度测定法”,包括篮法、桨法、小杯法、桨碟法、转筒法、往复筒法以及流池法等。篮法和桨法是目前最常用的溶出度测定方法,适用于大部分口服固体制剂,如胶囊剂、片剂、丸剂等。

## 三、仪器与材料

### 1. 仪器

溶出度测定仪,紫外分光光度计,高效液相色谱仪,分析天平,容量瓶,微孔滤膜等。

### 2. 材料

阿司匹林片,盐酸,阿司匹林对照品,水杨酸对照品,冰醋酸,乙腈,四氢呋喃,甲醇等。

## 四、实验内容

### 阿司匹林片溶出度测定

#### 1. 含量测定方法

色谱条件:用十八烷基硅烷键合硅胶为填充剂;以乙腈-四氢呋喃-冰醋酸-水(20:5:5:70)为流动相;检测波长为303 nm;进样体积为10 μL。理论板数按水杨酸峰计算不低于5000,阿司匹林峰与水杨酸峰之间的分离度应符合要求。

供试品溶液:取溶出液10 mL,0.45 μm微孔滤膜滤过,取续滤液作为供试品溶液。

阿司匹林对照品溶液:取阿司匹林对照品适量,精密称定,加1%冰醋酸的甲醇溶液溶解并定量稀释制成每1 mL中约含0.08 mg(50 mg、0.1 g规格)、0.24 mg

(0.3 g规格)或0.4 mg(0.5 g规格)的阿司匹林对照品溶液。

水杨酸对照品溶液：取水杨酸对照品适量，精密称定，加1%冰醋酸的甲醇溶液溶解并定量稀释制成每1 mL中约含10 μg(50 mg、0.1 g规格)、30 μg(0.3 g规格)或50 μg(0.5 g规格)的水杨酸对照品溶液。

### 2. 溶出度实验

参照《中国药典》(2020年版)四部中的"溶出度与释放度测定法"第一法测定。分别取阿司匹林片6片，精密称定，每片重量为$W_i$。以盐酸溶液（稀盐酸24 mL加水至1000 mL，即得)500 mL(50 mg规格)或1000 mL(0.1 g、0.3 g、0.5 g规格)为溶出介质，经脱气处理，加热至(37±0.5)℃，转速为100 r/min，依法操作，分别于5 min、10 min、15 min、30 min、45 min、60 min取样。

精密量取供试品溶液、阿司匹林对照品溶液与水杨酸对照品溶液，分别注入液相色谱仪，记录色谱图。按外标法以峰面积分别计算每片中阿司匹林与水杨酸含量，将水杨酸含量乘以1.304后，与阿司匹林含量相加即得每片溶出量。

**【附注】**

(1) 缓控释制剂试验时间长，介质蒸发易引起系统性偏差，如32～37 ℃的环境中，不加杯盖3 h，900 mL介质蒸发至10～25 mL，造成溶出度1%～3%的误差，因此，在进行溶出度试验时一定要加杯盖。

(2) 取样点在实验操作中应注意取样位置，取样点高度不同，样品溶出度测定差异明显，应使用取样针管定位装置。

(3) 为了模拟体内环境，溶出度试验的温度一般在(37±0.5)℃。溶出度测定过程中应采用较缓和的转速，一般情况下篮法的转速为50～100 r/min；桨法的转速为50～75 r/min。

(4) 溶出介质的选择必须满足漏槽条件，即到达溶出终点，溶液中的药物浓度应远远低于其饱和浓度。一般释放介质的体积为药物饱和溶液所需介质体积的3～7倍，常用溶出介质的体积包括500 mL、900 mL和1000 mL等。

## 五、实验结果及数据处理

(1) 将实验数据记录于表26-1中。

**表26-1 阿司匹林片溶出度测定结果**

| 取样时间(min) | 0 | 5 | 10 | 15 | 30 | 45 | 60 |
|---|---|---|---|---|---|---|---|
| 水杨酸含量 | | | | | | | |
| 阿司匹林含量 | | | | | | | |
| 溶出量 | | | | | | | |
| 溶出度 | | | | | | | |

2.以溶出时间为横坐标,溶出度为纵坐标,绘制阿司匹林片的溶出曲线。

## 六、思考题

(1) 固体制剂进行体外溶出度实验的意义是什么？哪些药物需要测定溶出度？

(2) 影响口服固体制剂溶出度测定结果的因素主要包括哪些？

# 实验二十七　药物制剂稳定性实验

## 一、实验目的

(1) 掌握液体制剂稳定性的一般实验方法。

(2) 熟悉用化学动力学方法考查药物稳定性的原理。

(3) 熟悉影响制剂稳定性的主要因素。

(4) 熟悉经典恒温法预测药物有效期的方法。

## 二、实验原理

稳定是药物制剂的基本要求之一。制剂稳定性一般包括化学、物理和生物学三个方面。化学稳定性是指药物由于水解、氧化等化学降解反应,使药物含量(或效价)、色泽产生变化。物理稳定性主要指制剂的物理性能发生变化,如混悬剂中药物颗粒结块、结晶生长,乳剂的分层、破裂,胶体制剂的老化,片剂崩解度、溶出速度的改变等。生物学稳定性一般指药物制剂由于受微生物的污染,而使产品变质、腐败。药物制剂的分解变质,不仅使疗效降低,甚至产生毒副作用,因此药物制剂的稳定性对制剂的安全、有效非常重要。

药物制剂稳定性试验的目的主要是考察制剂在环境因素(如湿度、温度、光线、包装材料等)和处方因素(如辅料、pH、离子强度等)的影响下随时间变化的规律,从而为药品的生产、包装、贮存、运输条件提供科学依据,同时通过试验建立药品的有效期。稳定性试验主要包括影响因素试验、加速试验与长期试验。影响因素试验一般用一批制剂进行;加速试验与长期试验要求用三批供试品进行;药物制剂供试品应是放大试验的产品,其处方和工艺应与大生产一致;药物制剂如片剂、胶囊剂,每批放大试验的规模,片剂至少应为10000片,胶囊剂至少应为10000粒;大体积包装的制剂如静脉输液等,每批放大规模的数量至少应为各项试验所需总量的

10倍;特殊品种、特殊剂型所需数量,根据具体情况另定。

在实际研究工作中,需要确定药物有效期(或贮存期)时,室温留样考察法结果可靠,但所需时间较长(一般考察2～3年),而加速试验法(如经典恒温法等)可以在短时间内对有效期进行预测,特别对水溶液型制剂,预测结果有一定的参考价值。

经典恒温法预测药物有效期的理论依据包括化学动力学原理和Arrhenius经验方程。我们知道,药物的降解速度与浓度的关系一般表示为

$$-\frac{\mathrm{d}C}{\mathrm{d}t}=kC^n \tag{27-1}$$

式中,$k$为反应速度常数;$C$为反应物的浓度;$n$为反应级数($n=0$时为零级反应,$n=1$时为一级反应,$n=2$时为二级反应,以此类推)。

反应级数是用来阐明反应物浓度对反应速度影响的大小。在药物制剂中,尽管有些药物的降解反应机制十分复杂,但多数制剂的降解均可按一级或伪一级反应进行处理。

一级反应速率与反应物浓度的一次方成正比,其速率方程为

$$-\frac{\mathrm{d}C}{\mathrm{d}t}=kC \tag{27-2}$$

积分后取对数可得浓度与时间的关系为

$$\lg C=-\frac{kt}{2.303}+\lg C_0 \tag{27-3}$$

由式可见,$\lg C$与$t$之间呈线性关系,通过直线的斜率($-k/2.303$)可求得$k$。

药物有效期一般常用降解10%所需的时间,记作$t_{0.9}$,将$C=0.9C_0$代入式(27-3)可得

$$t_{0.9}=\frac{0.1054}{k} \tag{27-4}$$

由式(27-4)可见,恒温时,$t_{0.9}$与反应物浓度无关。

按照上述化学动力学原理,可根据不同药物的稳定程度选取几个较高的实验温度,测定各温度下的药物浓度随时间的变化,以药物浓度或浓度的其他函数对时间作图,确定药物降解的反应级数,并求出各实验温度下的反应速率常数$k$。

Arrhenius根据大量的实验数据,提出了著名的Arrhenius经验公式,即反应速率常数$k$与温度$T$之间的关系式:

$$k=A\mathrm{e}^{-E_a/RT} \tag{27-5}$$

式中,$A$为频率因子;$E_a$为活化能;$R$为气体常数。

上式取对数可得

$$\lg k = -\frac{E_a}{2.303RT} + \lg A \tag{27-6}$$

根据Arrhenius方程以lg $k$对$1/T$作图可得一直线，由线性方程可求出室温时的反应速度常数($k_{25℃}$)。将$k_{25℃}$代入公式(27-4)就可预测出该药物的有效期$t_{0.9}$。

## 三、仪器与材料

### 1. 仪器

恒温水浴锅，容量瓶，碘量瓶，移液管，滴定管等。

### 2. 材料

青霉素G钠盐，磷酸氢二钠，淀粉指示液，氢氧化钠，枸橼酸，盐酸，醋酸，碘，硫代硫酸钠，醋酸缓冲液(pH=4.5)。

## 四、实验内容

### 青霉素G钠盐溶液的有效期预测

#### 1. 枸橼酸-磷酸氢二钠缓冲液(pH 4.0)的配制

取枸橼酸21 g或无水枸橼酸19.2 g，加水使其溶解成1000 mL，置于冰箱内保存(甲液)；取磷酸氢二钠71.63 g，加水使其溶解成1000 mL(乙液)；取上述甲液614.5 mL与乙液385.5 mL混合，摇匀，即得。

#### 2. 青霉素G钠盐溶液的配制

取青霉素G钠盐0.8 g精密称定，置于1000 mL容量瓶中，用枸橼酸-磷酸氢二钠缓冲液(pH 4.0)定容。

#### 3. 青霉素G钠盐浓度的测定

用5 mL移液管定量吸取5 mL样品溶液各两份，置于洁净的碘量瓶中备用。

(1) 1份加入1 mol/L氢氧化钠5 mL，放置15 min后加入1 mol/L盐酸5 mL，醋酸缓冲液(pH 4.5)10 mL，摇匀，精密加入0.01 mol/L碘液10 mL，在暗处放置

15 min，立即用0.005 mol/L硫代硫酸钠溶液回滴，以2 mL淀粉试液为指示剂，滴至溶液蓝色消失，记录所用硫代硫酸钠溶液的体积为$b$ mL。

（2）另一份直接加入醋酸缓冲液（pH=4.5）10 mL，摇匀，精密加入0.01 mol/L碘液10 mL，暗处放置15 min，立即用0.005 mol/L硫代硫酸钠溶液回滴，以2 mL淀粉试液为指示剂，滴至溶液蓝色消失，记录所用硫代硫酸钠溶液的体积为$a$ mL。

（3）由$a-b$求得样品实际消耗硫代硫酸钠溶液的体积。

### 4. 恒温加速实验

取500 mL干燥的碘量瓶4个，分别量取100 mL青霉素G钠盐溶液，并转移至碘量瓶中。将4个装有青霉素G钠盐溶液的碘量瓶分别置于30 ℃、35 ℃、40 ℃、45 ℃的恒温水浴中恒温加热。立即用5 mL移液管从每一温度的溶液中吸出两份溶液，每份5 mL，分别置于另外两个碘量瓶中，立即冷却，同时记录取样时间，并参照实验步骤3中的含量测定方法测定样品中青霉素G钠盐的浓度。以后每隔一定时间取样一次并测定含量，每个温度共取样5次，方法同上，取样时间间隔需视温度而定，温度高，间隔时间宜短，一般实验温度30 ℃时间隔60 min，35 ℃间隔30 min，40 ℃间隔20 min，45 ℃间隔15 min。

## 五、实验结果及数据处理

### 1. 实验数据记录

记录实验数据，并填于表27-1。

**表27-1 青霉素G钠盐溶液的恒温加速实验结果**

| 温度(℃) | $t$(min) | $a$(mL) | $b$(mL) | $a-b$ | $\lg(a-b)$ | 线性方程 |
|---|---|---|---|---|---|---|
| 30 | 0 | | | | | |
| | 60 | | | | | |
| | 120 | | | | | |
| | 180 | | | | | |
| | 240 | | | | | |
| 35 | 0 | | | | | |
| | 30 | | | | | |
| | 60 | | | | | |

续表

| 温度(℃) | $t$(min) | $a$(mL) | $b$(mL) | $a-b$ | $\lg(a-b)$ | 线性方程 |
|---|---|---|---|---|---|---|
| 35 | 90 | | | | | |
| | 120 | | | | | |
| 40 | 0 | | | | | |
| | 20 | | | | | |
| | 40 | | | | | |
| | 60 | | | | | |
| | 80 | | | | | |
| 45 | 0 | | | | | |
| | 15 | | | | | |
| | 30 | | | | | |
| | 45 | | | | | |
| | 60 | | | | | |

2. 数据处理

(1) 用不同温度下的 $\lg(a-b)$ 对时间 $t$ 作图，得一直线，斜率为 slope。根据 slope$=-k/2.303$ 可以求出各温度下的反应速度常数 $k$。

(2) 以 $\lg k$ 对各温度(绝对温度)的倒数 $1/T$ 作图，由 $\lg k=-\dfrac{E_a}{2.303RT}+\lg A$ 得一直线，从直线上可求出室温 25 ℃对应的 $k_{25\,℃}$ 值。由一级反应中 $t_{0.9}=\dfrac{0.1054}{k}$，可计算出青霉素 G 钠盐溶液的有效期 $t_{0.9}$。

(3) 数据处理结果填于表 27-2。

**表 27-2　青霉素 G 钠盐溶液的恒温加速实验数据处理结果**

| 温度(℃) | $T$ | $1/T$ | $k$ | $\lg k$ | 线性方程 |
|---|---|---|---|---|---|
| 45 | | | | | |
| 40 | | | | | |
| 35 | | | | | |
| 30 | | | | | |
| 25 | | | | $t_{0.9}=$ | |

**【附注】**

(1) 青霉素 G 钠盐在水中迅速水解破坏，残余未破坏的青霉素 G 钠盐可用碘量法测定，即先用氢氧化钠溶液处理，再经酸化生成青霉噻唑酸，后者可被碘氧化，然后用碘液定量氧化，过量的碘用硫代硫酸钠标准溶液回滴（淀粉作指示剂）。反应方程式如下：

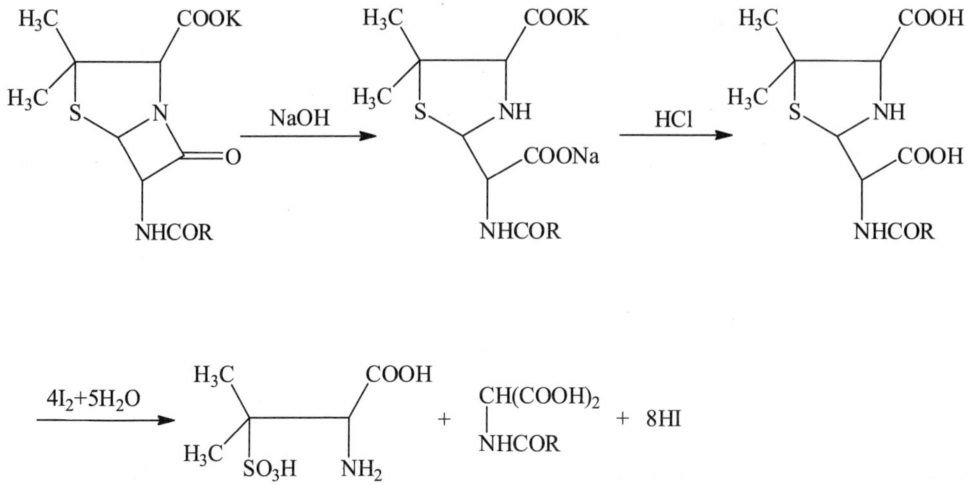


随着青霉素G钠盐溶液放置时间增长，残余未破坏的青霉素G钠盐越来越少，故碘液消耗量也相应减小。实验表明：碘液消耗量（毫升数）（它是残余青霉素G钠盐浓度的函数）的对数对时间作图，为一直线，即表明青霉素G钠盐的破坏为一级反应。因为该反应与pH有关，故实际上为伪一级反应。

（2）经典恒温法常采用4个温度进行加速实验，各温度的加热间隔时间点一般应取5个。间隔时间的确定，应以各次消耗的碘液毫升数有明显差别为宜。

## 六、思考题

（1）青霉素G盐为什么通常制成注射用无菌粉末，而不制成溶液型注射剂？

（2）经典恒温加速试验法预测药物有效期的理论依据是什么？具体的实验步骤是什么？

（3）从制剂稳定性角度考虑，青霉素G钠盐在临床应用中应注意些什么？

# 实验二十八　微丸的制备

## 一、实验目的

(1) 掌握微丸的制备方法。

(2) 熟悉微丸的质量评价方法。

(3) 熟悉微丸的常用辅料及其作用。

## 二、实验原理

微丸系指将药物与适宜的辅料均匀混合,选用适宜的黏合剂或润湿剂以适当方法制成的球状或类球状固体制剂,粒径通常为0.5~2.5 mm,可直接分装应用,也可填充于硬胶囊使用。微丸作为多单元型给药系统,即一个剂量往往由分散的多个单元组成,与单剂量一个释药单位组成的剂型相比有如下特点:① 微丸在胃肠道内的吸收一般不受胃排空的影响,个体差异小;② 微丸口服后与胃肠道黏膜接触面积大,可减少药物对胃肠道的刺激性;③ 微丸有较大的表面积,释药迅速,生物利用度高;④ 几种不同释药速率的微丸可组合成多单元系统以获得理想的释药速率,取得预期的血药浓度,达到理想的疗效;⑤ 微丸的释药行为是组成一个剂量的各个微丸释药行为的总和,个别微丸在制备上的失误或缺陷不至于对整个制剂的释药行为产生严重影响,因而在释药规律的重现性、一致性方面优于缓释片,安全性好;⑥ 可将不同药物分别制成微丸,再将其组合成复方制剂,增加药物稳定性,提高疗效,降低不良反应,且生产时便于质量控制和含量测定;⑦ 微丸粒径均匀,流动性好,不易压碎,在装胶囊时易操作;⑧ 能掩盖某些药物的不良气味。

根据药物释放特性,微丸可分为普通微丸和缓控释微丸。近年来,微丸被认为是较理想的缓释、控释剂型之一,可根据不同要求制成速释、缓释和控释微丸。缓控释微丸是由药物与阻滞剂混合制成或先制成丸芯后再包缓控释衣膜制备而成。

根据处方组成和结构及溶出机制不同,可将其分为骨架型微丸、膜控型微丸以及两种技术相结合制成的微丸。骨架型微丸是由药物与骨架材料混合,通过适当方法制成的微丸,根据所用骨架材料不同,可分为亲水凝胶骨架型微丸和疏水性骨架型微丸。亲水性骨架常用材料有蔗糖、乳糖、淀粉、微晶纤维素、甲基纤维素、聚乙烯醇、聚维酮、羟丙纤维素、羟丙甲纤维素等。疏水性骨架材料有单硬脂酸酯、硬脂酸、硬脂醇、蜂蜡及脂肪酸甘油酯等。膜控型微丸是将含药微丸或空白丸芯上药后的微丸,在其外包裹不同材料的衣膜而制备的微丸,常用的包衣材料有醋酸纤维素、乙基纤维素、聚丙烯酸树脂、纤维醋法酯、羟丙甲纤维素酞酸酯。根据释放度的需要,可加入一定量的致孔剂、润滑剂或表面活性剂等。

微丸的常用制备方法主要有压缩式制丸法和层积式制丸法两种,可根据需要选择适宜制丸方法。压缩式制丸法系用机械力将药物细粉或药物与辅料的混合细粉压制成一定大小微丸的过程,又分为加压式制丸和挤压式制丸。挤压式制丸又称挤压-滚圆制丸,是目前制备微丸应用最广泛的方法,该工艺包括三个单元操作,首先将药物和辅料制成软材,再将软材移入挤压机械中挤压成高密度的条状物,最后在离心球形化机械中将条状物打碎成颗粒并滚圆成丸,此法常用于制备空白微丸或含药微丸。层积式制丸法系指药物以溶液、混悬液或干燥粉末的形式沉积在预制成形的丸核表面的过程,沉积物可能是结晶、颗粒或丸核,该方法包括两种工艺技术:一种是药物从溶液、混悬液中连续层积在丸核上的液相层积法,另一种是干燥粉末层积在丸核上的粉末层积法。粉末层积法是将丸核加入到旋转容器(离心造粒机)中旋转,并把黏合剂溶液喷在丸核上,随后加入药物和赋形剂的混合粉末,使粉末黏附在丸核表面,随着黏合液和粉末的不断喷入,更多的粉末黏附在丸核上,直至制得适宜大小的微丸,该法常用于空白小丸、含药小丸及包衣小丸的制备。

微丸在生产与贮存期间应符合药典中有关丸剂的规定,其质量评价主要包括粒径、圆整度、堆密度、脆碎度、水分含量、强度或硬度以及溶出度或释放度等。

## 三、仪器与材料

### 1. 仪器

挤出滚圆机,片剂四用仪,漏斗,量筒,药筛等。

2. 材料

阿司匹林,微晶纤维素,乳糖,甘露醇,柠檬酸,乙醇,纯化水。

# 四、实验内容

## 阿司匹林缓释微丸

【处方】

| | |
|---|---|
| 阿司匹林 | 20 g |
| 微晶纤维素 | 30 g |
| 乳糖 | 20 g |
| 甘露醇 | 15 g |
| 柠檬酸 | 15 g |
| 乙醇溶液(1:2) | 适量 |

【制法】

按处方量分别称取阿司匹林、微晶纤维素、甘露醇、柠檬酸以及乳糖粉末,将各粉末混匀后加入适量乙醇溶液制成湿度适宜的软材。在挤出滚圆机控制面板上设置挤出速度为300 r/min,滚圆速度为1200 r/min,滚圆时间为4 min。将软材投入挤出滚圆机的加样漏斗,启动挤出滚圆机,制得球形微丸。然后将制得的微丸自然干燥数小时后,再于50 ℃烘干即得。

【检查】

1. 圆整度

测定平面临界角来间接反映微丸圆整度,在所用辅料基本相同的情况下,平面临界角越小,圆整度相对越好。取一定量微丸置于一平板上,将平板一侧抬起,测量在小丸开始滚动前,倾斜平面与水平面所形成的角。

2. 堆密度

取10 mL量筒,用漏斗匀速倒入一定质量($m$)的微丸,从距桌面一定高度处下落,振动相同次数,记录微丸体积$V$,同一样品测定5次,求体积的平均值,再按下式计算堆密度:

$$d=\frac{m}{V} \tag{28-1}$$

3. 脆碎度

称取一定量($W_1$)的微丸,置于片剂四用仪脆碎盒中,加入4个一定大小的小球,振荡5 min,取出微丸过40目筛后,称量筛上微丸重量为$W_2$,再按下式计算脆碎度Fr:

$$\mathrm{Fr}=\frac{W_1-W_2}{W_1}\times 100\% \tag{28-2}$$

4. 收率

将制得的微丸筛分,以干燥后18～24目的微丸重量与投料相比,计算收率。

**【附注】**

(1) 制备软材时,润湿剂的用量多少直接关系微丸质量的好坏,制备软材时用力揉捏软材,增加其塑性,以"团而不黏,裂而不散"为度。

(2) 挤出滚圆机的挤出速度应适当,挤出速率过快会导致条状湿料直径不相等;挤出速率过慢,耗时长,前后含水量有差异,会影响微丸的滚圆结果。

## 五、实验结果及数据处理

记录所制备的阿司匹林缓释微丸的性状、圆整度、脆碎度、堆密度以及收率。

## 六、思考题

(1) 微丸有哪些制备方法?在应用上有何特点?

(2) 制备阿司匹林缓释微丸的关键有哪些?挤出速率与滚圆速率对阿司匹林缓释微丸的性状有何影响?

(3) 影响阿司匹林缓释微丸释放性能的主要因素有哪些?

# 实验二十九　缓释片的制备及释放度测定

## 一、实验目的

(1) 掌握缓控释制剂的概念、类型及缓释原理。

(2) 熟悉缓控释制剂的常用辅料。

(3) 熟悉缓释片的常用制备方法以及质量评价指标。

## 二、实验原理

缓释制剂系指在规定的释放介质中,按要求缓慢地非恒速释放药物,与相应的普通制剂比较,给药频率减少一半或有所减少,且能显著增加患者用药依从性的制剂。控释制剂系指在规定的释放介质中,按要求缓慢地恒速释放药物,与相应的普通制剂比较,给药频率减少一半或有所减少,血药浓度比缓释制剂更加平稳,且能显著增加患者用药依从性的制剂。缓控释制剂的释药原理主要有控制溶出、扩散、溶蚀或扩散与溶出相结合,也可利用渗透压或离子交换机制。

缓控释制剂研发应结合临床需求与药物特性进行可行性评价,并非所有的口服药物都适合制成缓控释制剂。缓控释制剂的设计要依据药物的溶解性、pH对溶解度的影响、稳定性、药物的吸收部位、吸收速率、首过效应、消除半衰期、药物的最小有效浓度、最佳治疗浓度、最低毒性浓度及个体差异等,根据临床需要以及预期制剂的体内性能进行可行性评估及处方设计。药物在胃肠道不同部位的吸收特性以及制剂在肠道的滞留时间是影响口服吸收的重要因素。胃肠道不同部位的pH、表面积、膜通透性、分泌物、酶、水量等不同,在药物吸收过程中所起的作用可能有显著差异,因此,在研发前需充分了解药物在胃肠道的吸收部位或吸收窗,并在处方设计时考虑如何减小可能的个体差异。

口服缓控释制剂最常采用的剂型为片剂和胶囊剂(填充缓释小丸或颗粒),其他还包括缓释颗粒、缓释混悬剂等。常用的缓控释技术包括:膜包衣技术、骨架技术、渗透泵技术以及胃内滞留技术、生物黏附技术、离子交换技术等,可根据药物的性质、临床用药特点、可采用的辅料、工艺设备等情况确定具体剂型,选择合适的制剂技术和体外评价方法,进行处方与工艺的筛选与优化。处方工艺设计和研究中,需要充分了解原料药与所用辅料的性质及彼此的相容性。由于缓控释制剂的制备较普通制剂更加复杂,故需对制备工艺中可能影响产品质量的环节和工艺参数进行详细的考查,确定影响制剂质量的关键工艺因素以及关键工艺参数的范围。

口服缓控释制剂的质量研究项目主要包括性状、鉴别、释放度、重(装)量差异、含量均匀度、有关物质、微生物限度、含量测定等。其中,释放度方法研究及其限度确定是口服缓控释制剂质量研究的重要内容。缓控释制剂的释放行为在一定pH条件下应保持稳定,符合临床需求,且不受或少受生理、饮食等因素及产品运输储存条件(如温度、湿度)等各个环节的影响。在建立释放度及其他检验项目的测定方法时,应符合《中国药典》中“9101 分析方法验证指导原则”的相关规定。

## 三、仪器和材料

1. 仪器

溶出度测定仪,紫外分光光度计,压片机,分析天平等。

2. 材料

吲哚美辛原料药,羟丙甲纤维素K4M,羟丙甲纤维素K100 LV,直压乳糖,微粉硅胶,硬脂酸镁,无水乙醇,磷酸盐缓冲液(pH 7.2)等。

## 四、实验内容

### 吲哚美辛缓释片的制备

**【处方】**

| | |
|---|---|
| 吲哚美辛 | 5 g |
| 羟丙甲纤维素K4M | 7.5 g |
| 羟丙甲纤维素K100 LV | 2.5 g |

| | |
|---|---|
| 直压乳糖 | 15 g |
| 微粉硅胶 | 0.3 g |
| 硬脂酸镁 | 0.3 g |
| 共制成100片 | |

**【制法】**

将吲哚美辛与辅料分别过80目筛，按处方量称取吲哚美辛、羟丙甲纤维素K4M、羟丙甲纤维素K100 LV和直压乳糖，混合均匀，加入微粉硅胶与硬脂酸镁混匀后，粉末直接压片即得。

**【检查】**

1. 标准曲线的绘制

精密称取105 ℃干燥至恒重的吲哚美辛约50 mg于100 mL容量瓶中，用少量无水乙醇溶解，加入pH 7.2的磷酸盐缓冲液定容至刻度，摇匀。精密移取5 mL，定容于50 mL容量瓶，得到50 μg/mL吲哚美辛标准液。再分别吸取2.0 mL、4.0 mL、6.0 mL、8.0 mL、10.0 mL吲哚美辛标准液于10.0 mL容量瓶中，加磷酸盐缓冲液至刻度，摇匀后静置5 min，以磷酸盐缓冲液为空白对照，于320 nm波长处测定其吸光度，绘制标准曲线。

2. 释放度的测定

采用浆法测定。取吲哚美辛缓释片，以pH 7.2的磷酸盐缓冲液500 mL为溶出介质，温度为(37.0±0.5) ℃，转速为100 r/min，分别于第2 h、4 h、6 h、8 h、12 h与20 h时各取溶出杯中溶液5 mL，经0.45 μm微孔滤膜过滤，取续滤液，采用紫外分光光度法，在320 nm波长处测定吸光度，计算不同时间点的释放量。注意及时补充相同体积和温度的磷酸盐缓冲液至溶出介质中。

## 五、实验结果及数据处理

(1) 计算各取样时间点的药物累积释放量，并填入表29-1中。

(2) 以累积释放量为纵坐标，时间为横坐标，绘制吲哚美辛缓释片的释放曲线。

表29-1 吲哚美辛缓释片的累积释放量

| 取样时间(h) | 2 | 4 | 6 | 8 | 12 | 20 |
|---|---|---|---|---|---|---|
| 吸光度$A$ | | | | | | |
| 累积释放量 | | | | | | |

## 六、思考题

(1) 缓释制剂的缓释原理有哪些？

(2) 缓释片释放度测定时应注意哪些问题？